붕어빵

두 그림의 다른 부분 5곳을 찾아 동그라미 해보세요.

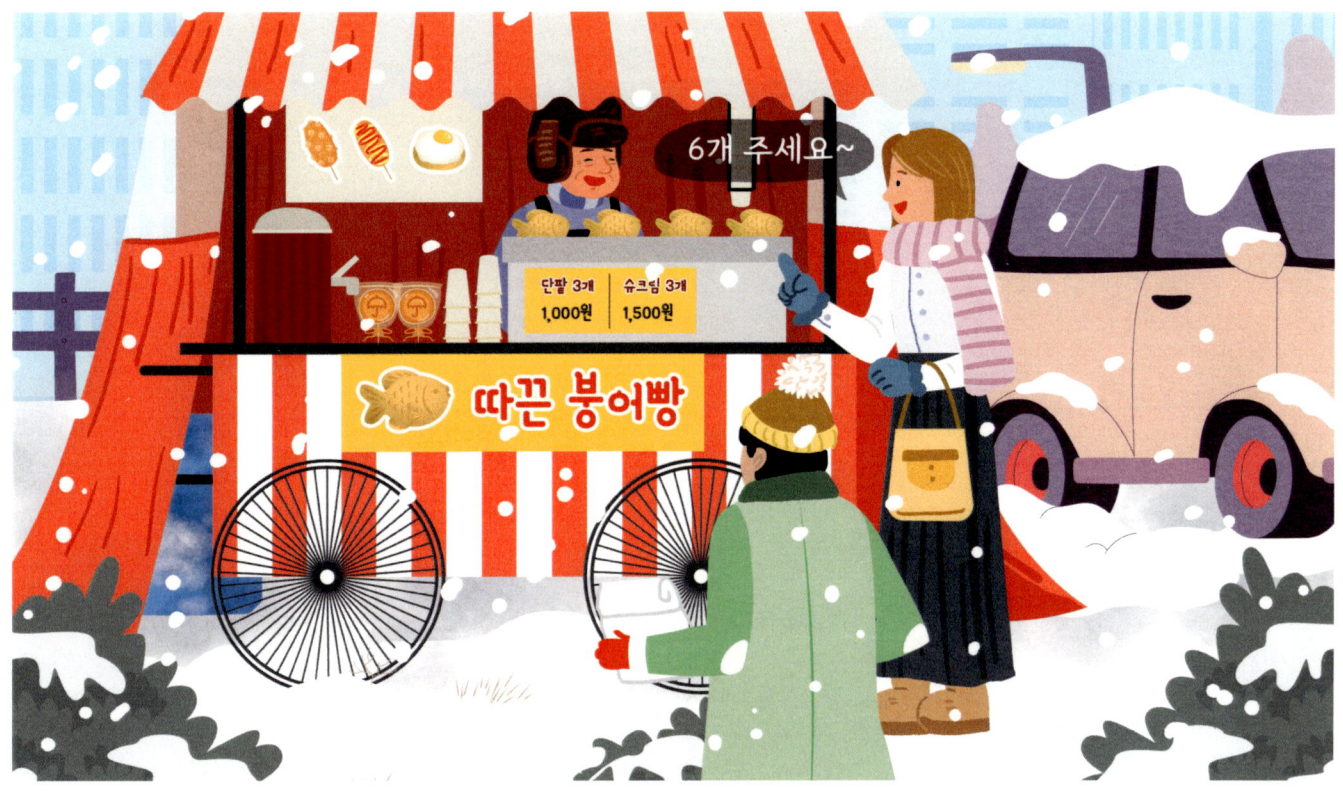

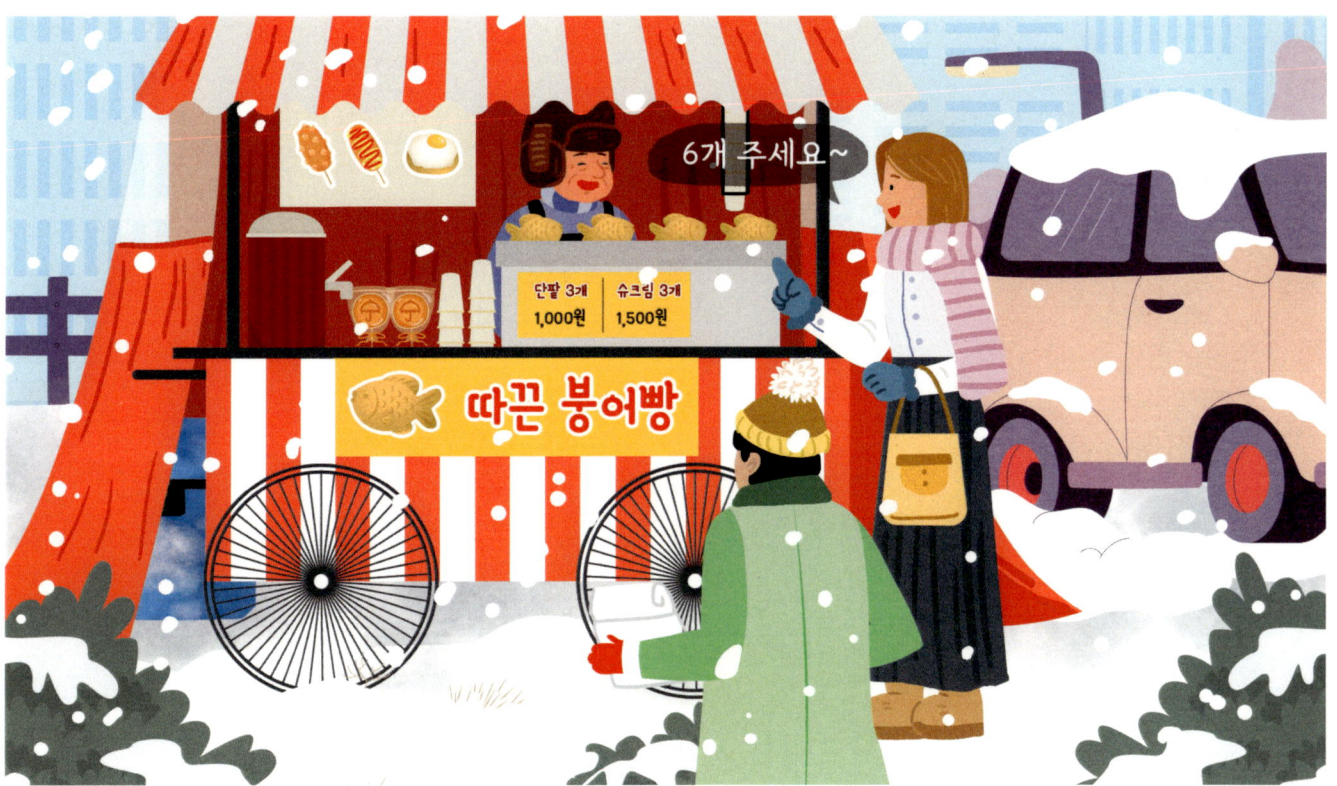

영상 통화

두 그림의 다른 부분 5곳을 찾아 동그라미 해보세요.

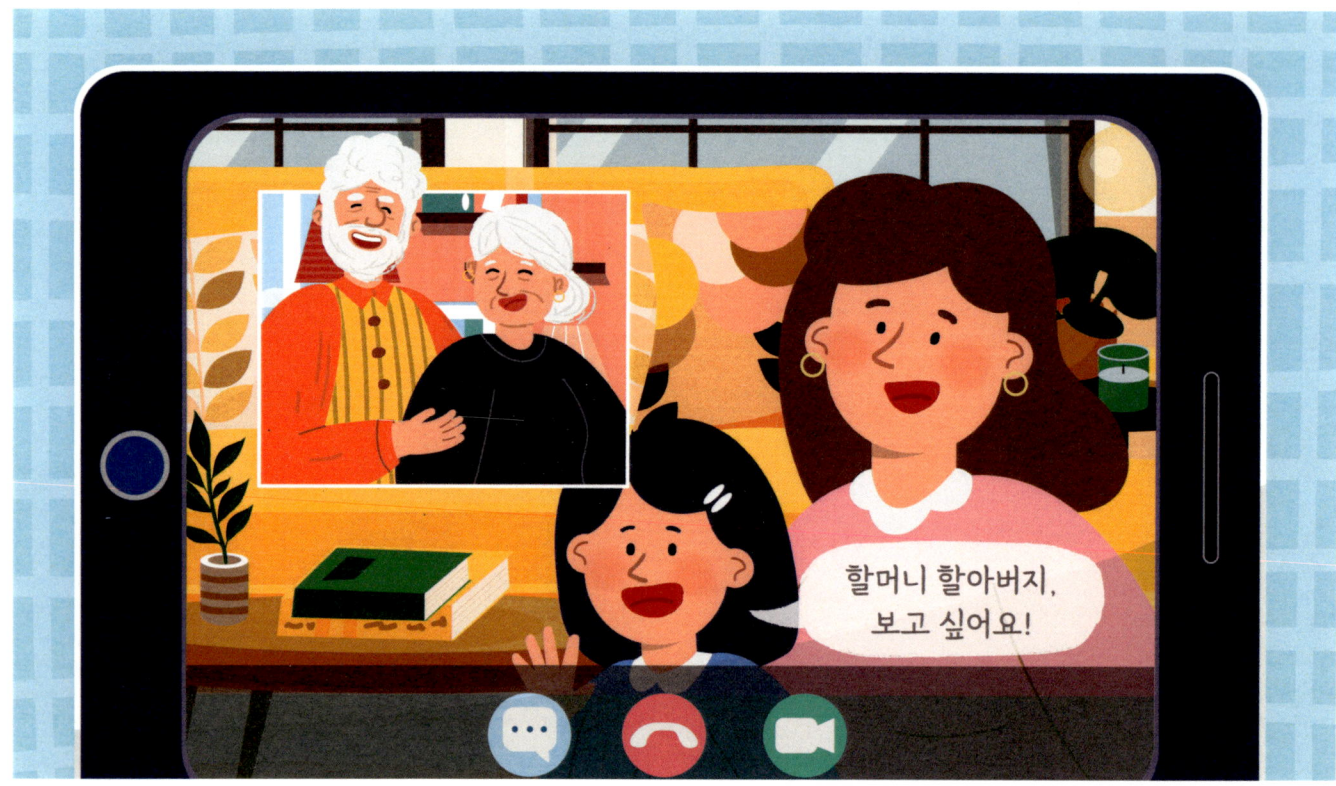

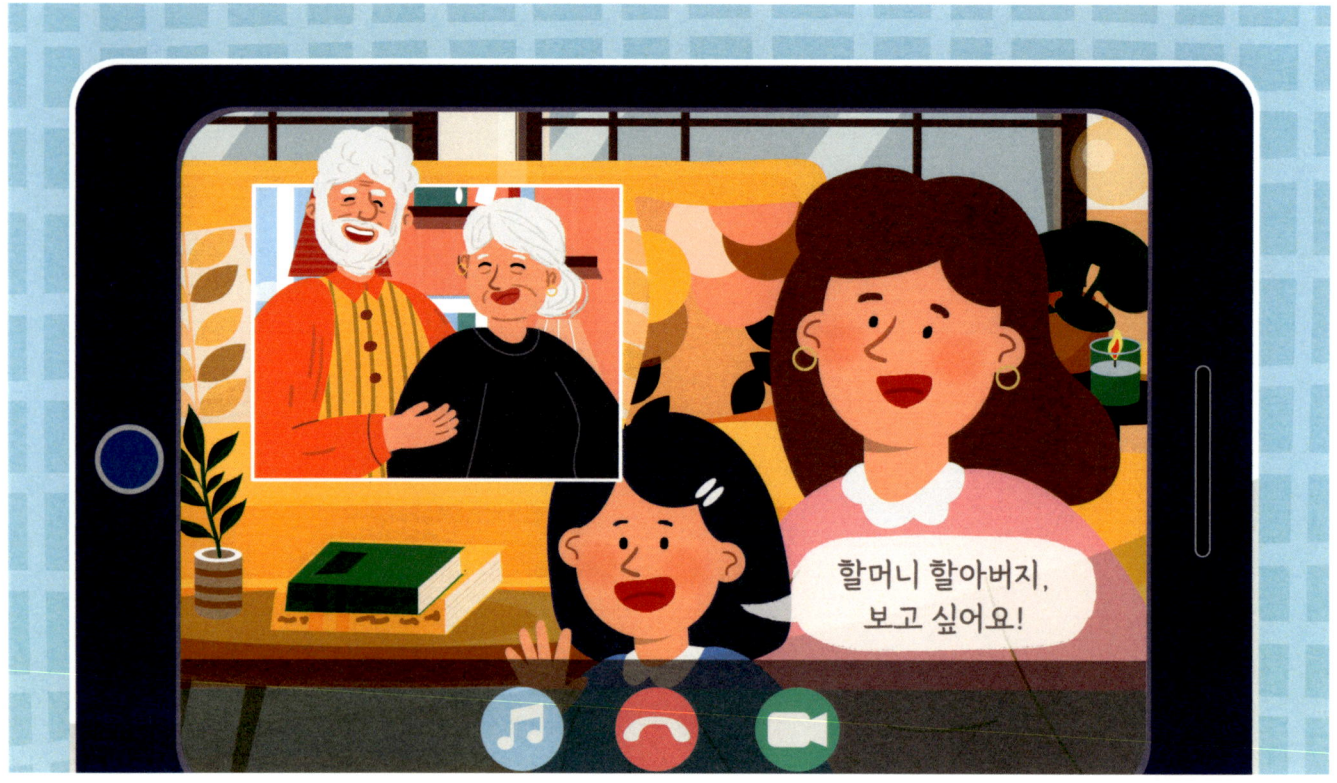

팽이치기

두 그림의 다른 부분 5곳을 찾아 동그라미 해보세요.

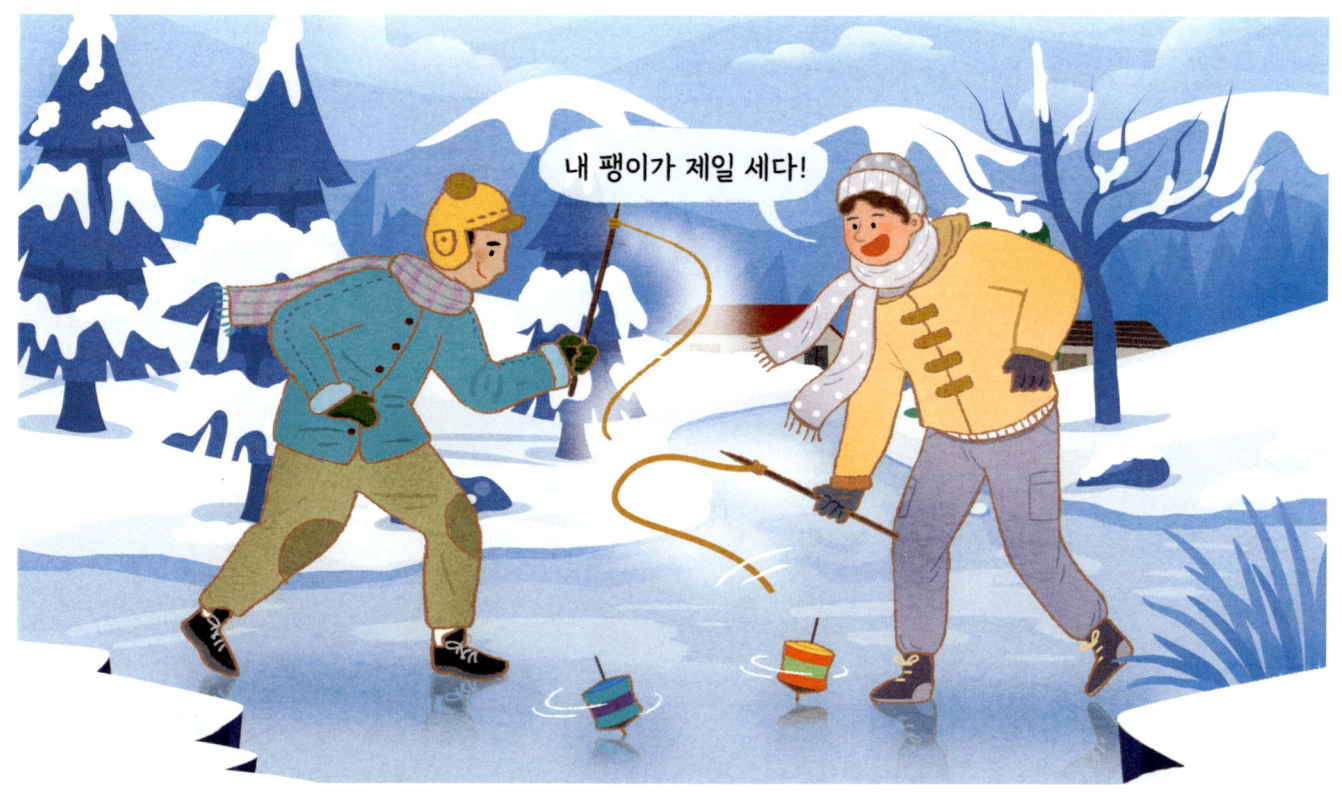

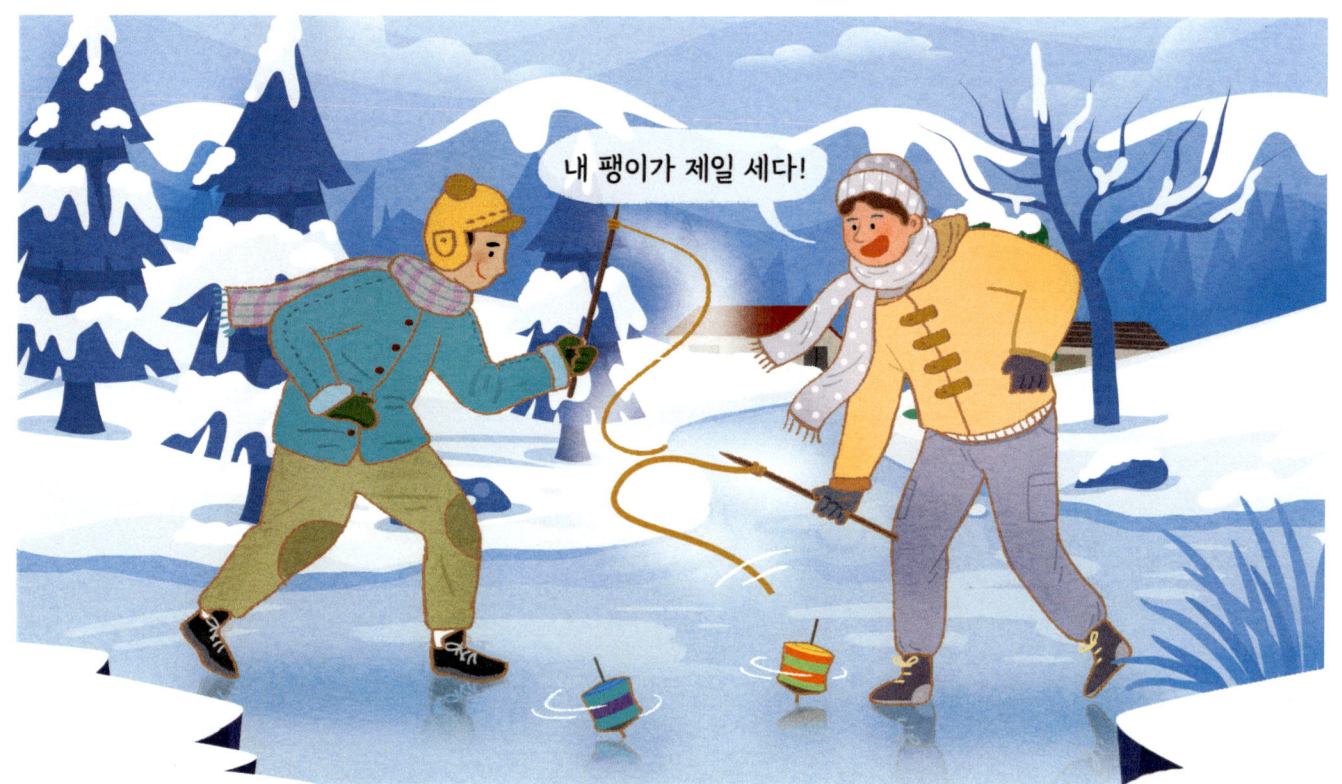

박물관

두 그림의 다른 부분 5곳을 찾아 동그라미 해보세요.

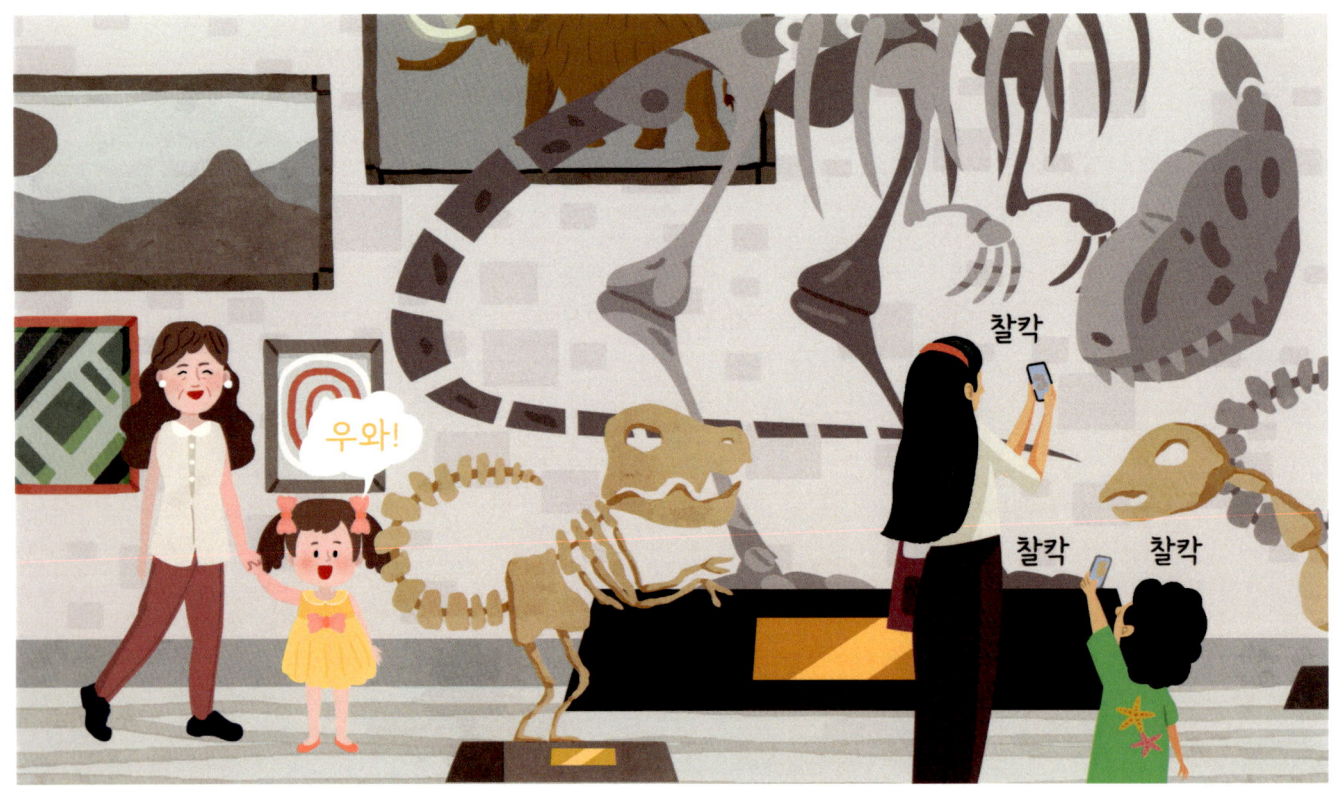

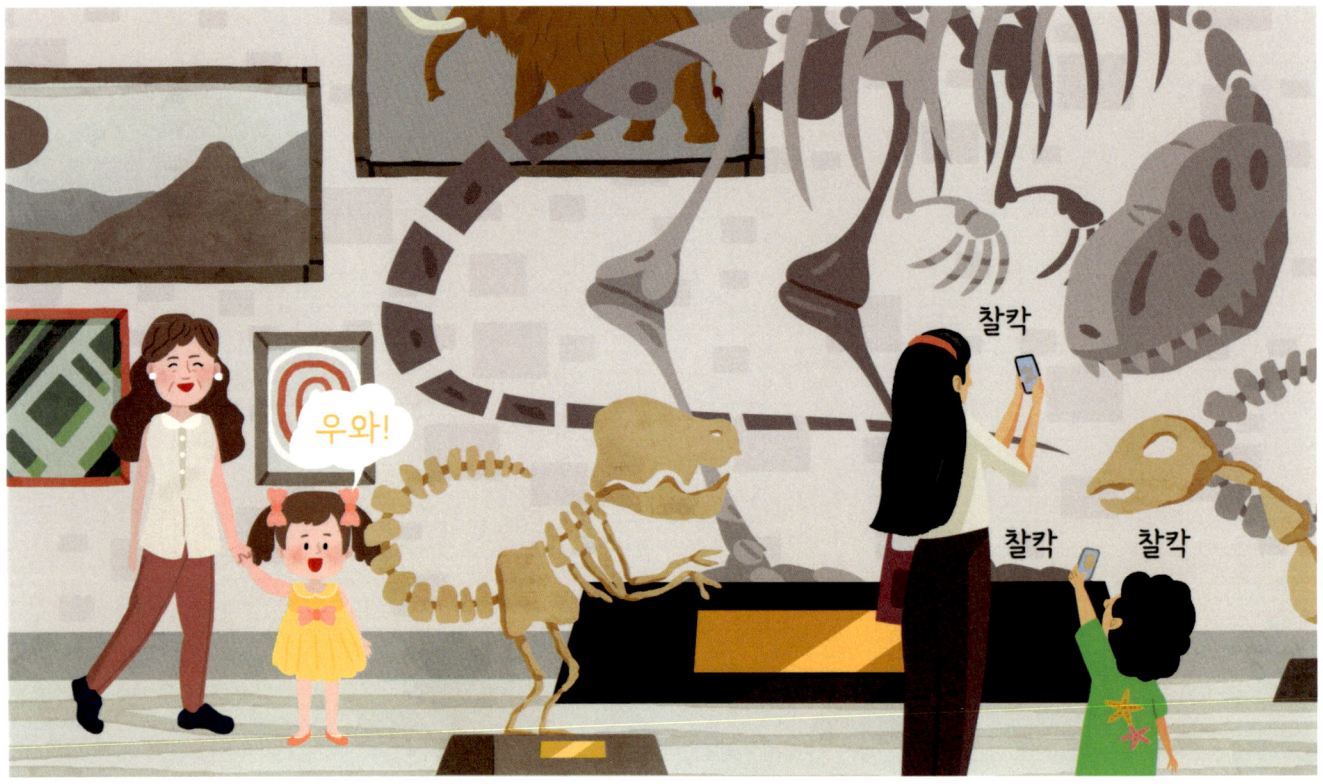

수능 보는 날

두 그림의 다른 부분 5곳을 찾아 동그라미 해보세요.

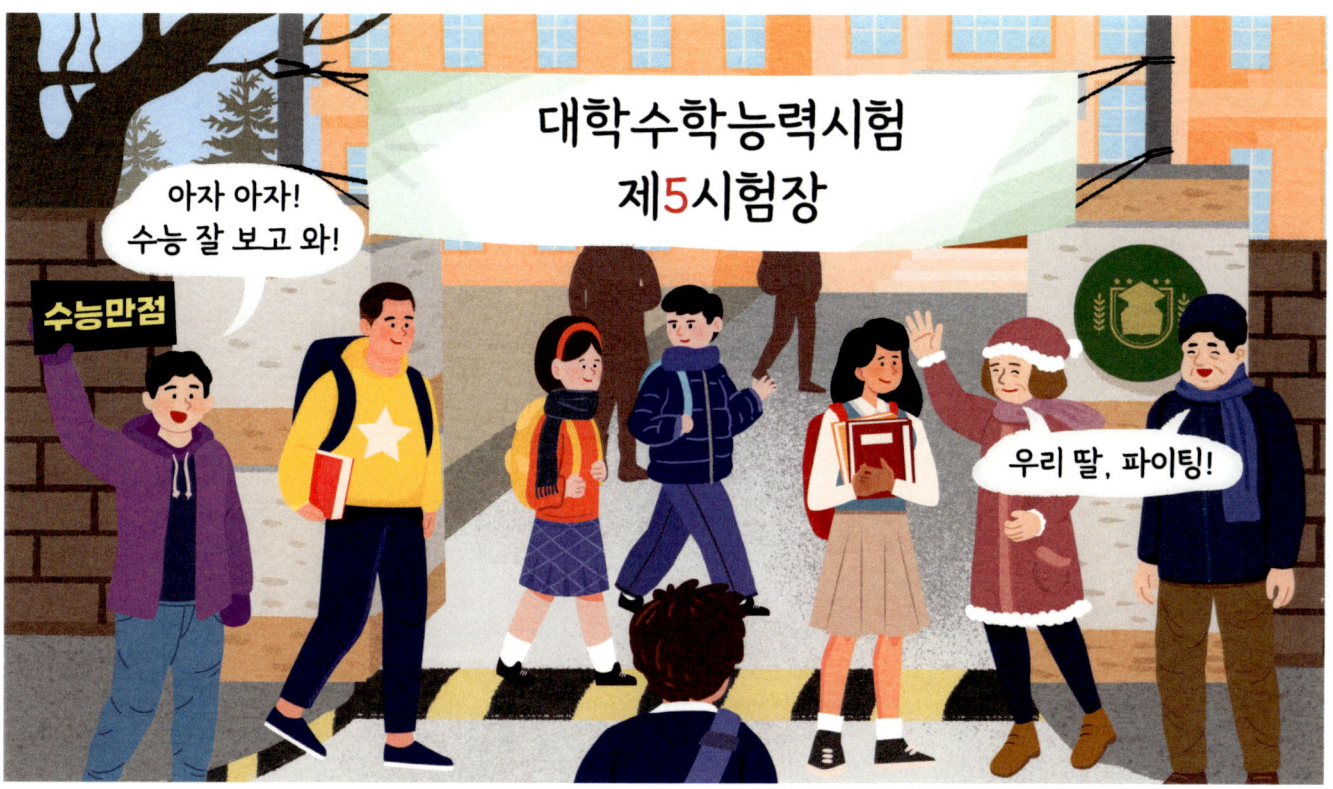

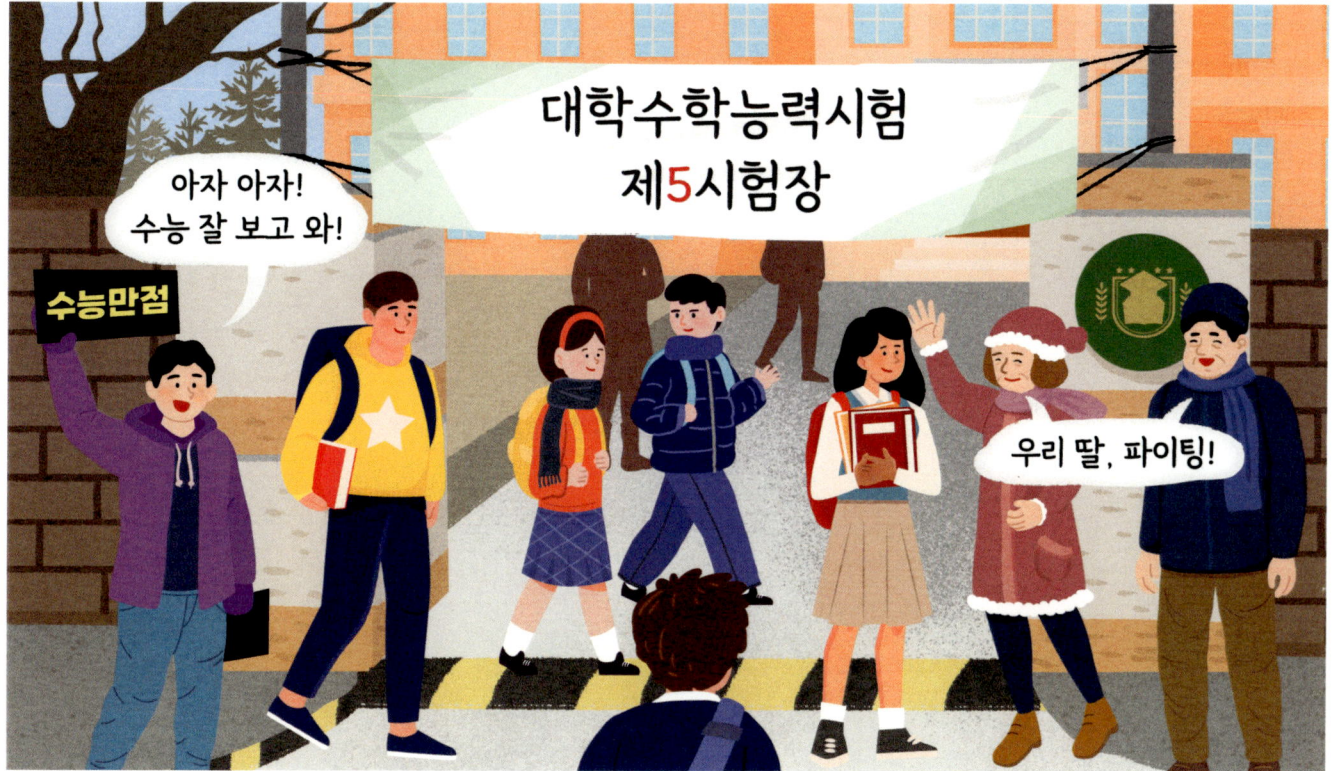

칼싸움 놀이

두 그림의 다른 부분 5곳을 찾아 동그라미 해보세요.

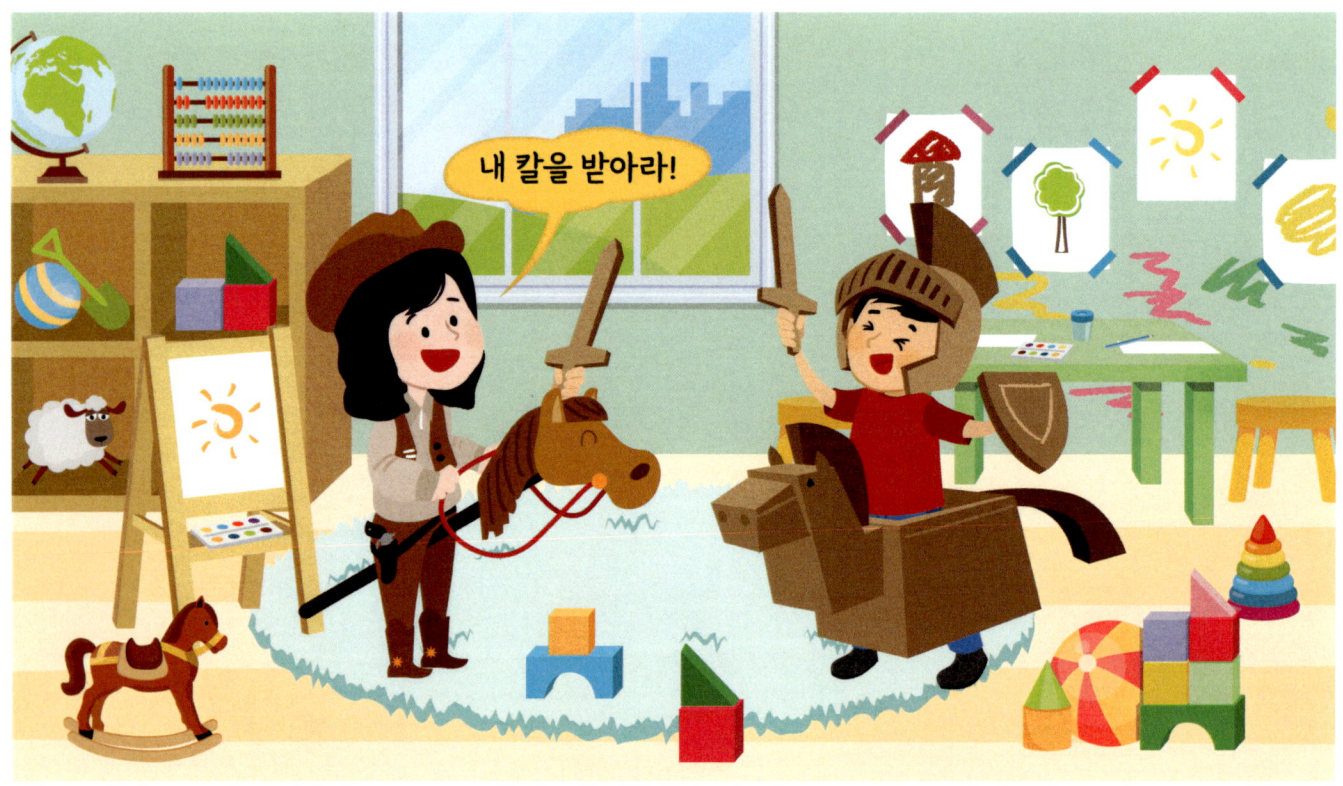

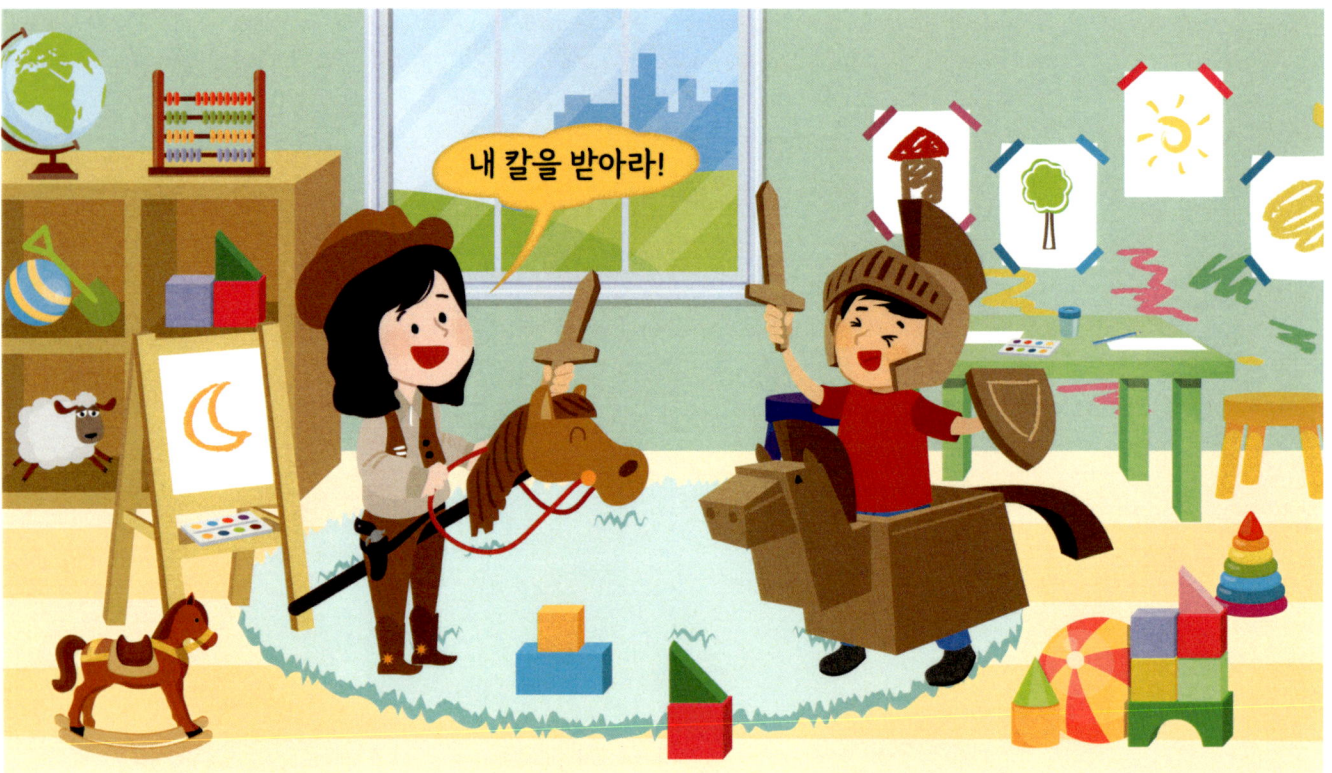

구급함

두 그림의 다른 부분 5곳을 찾아 동그라미 해보세요.

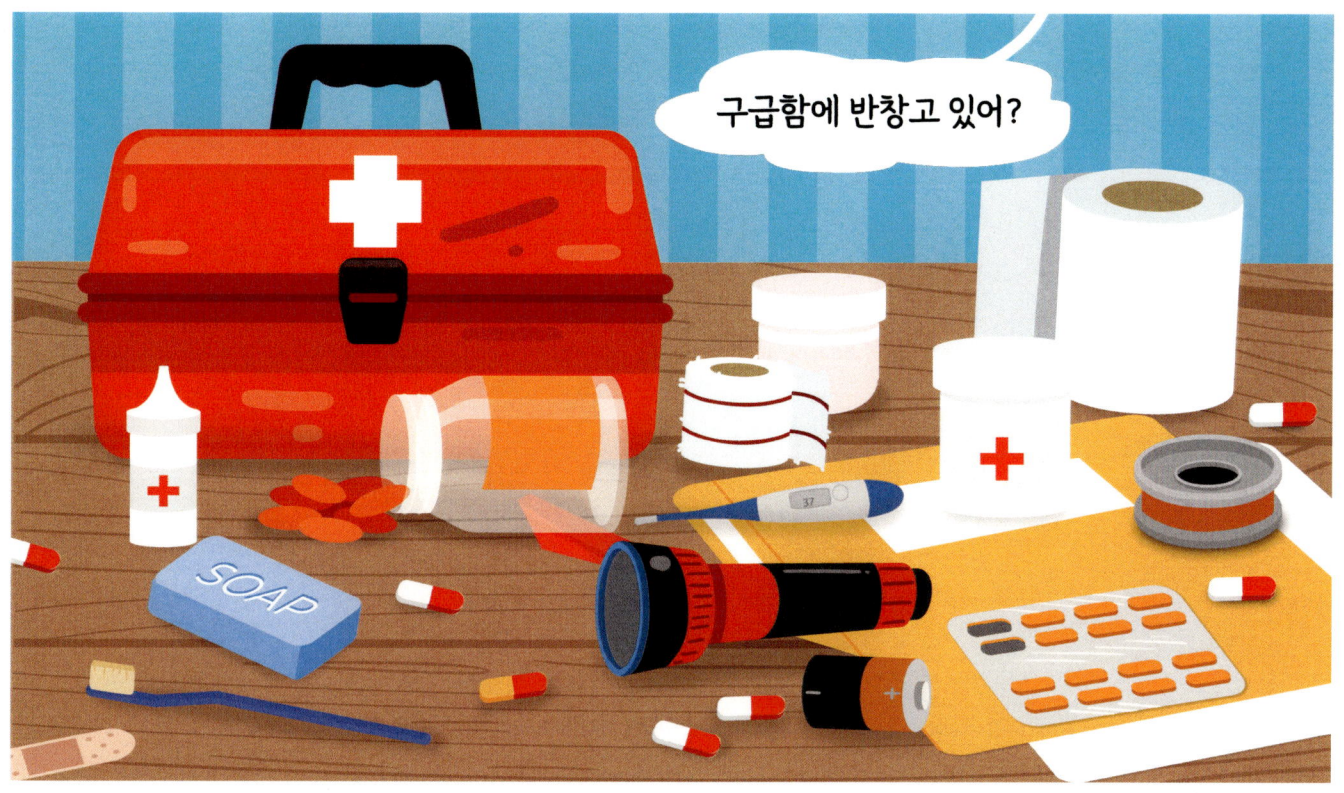

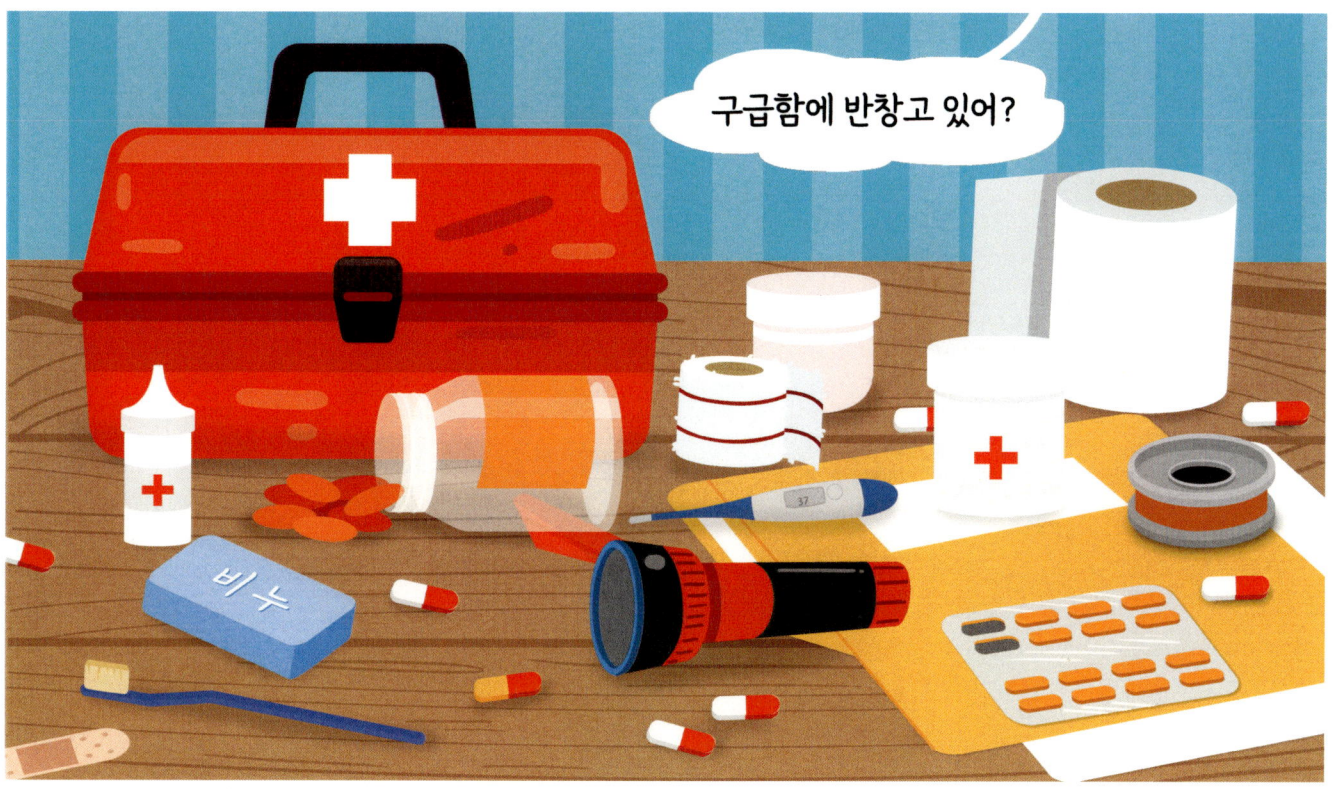

에어컨 수리

두 그림의 다른 부분 5곳을 찾아 동그라미 해보세요.

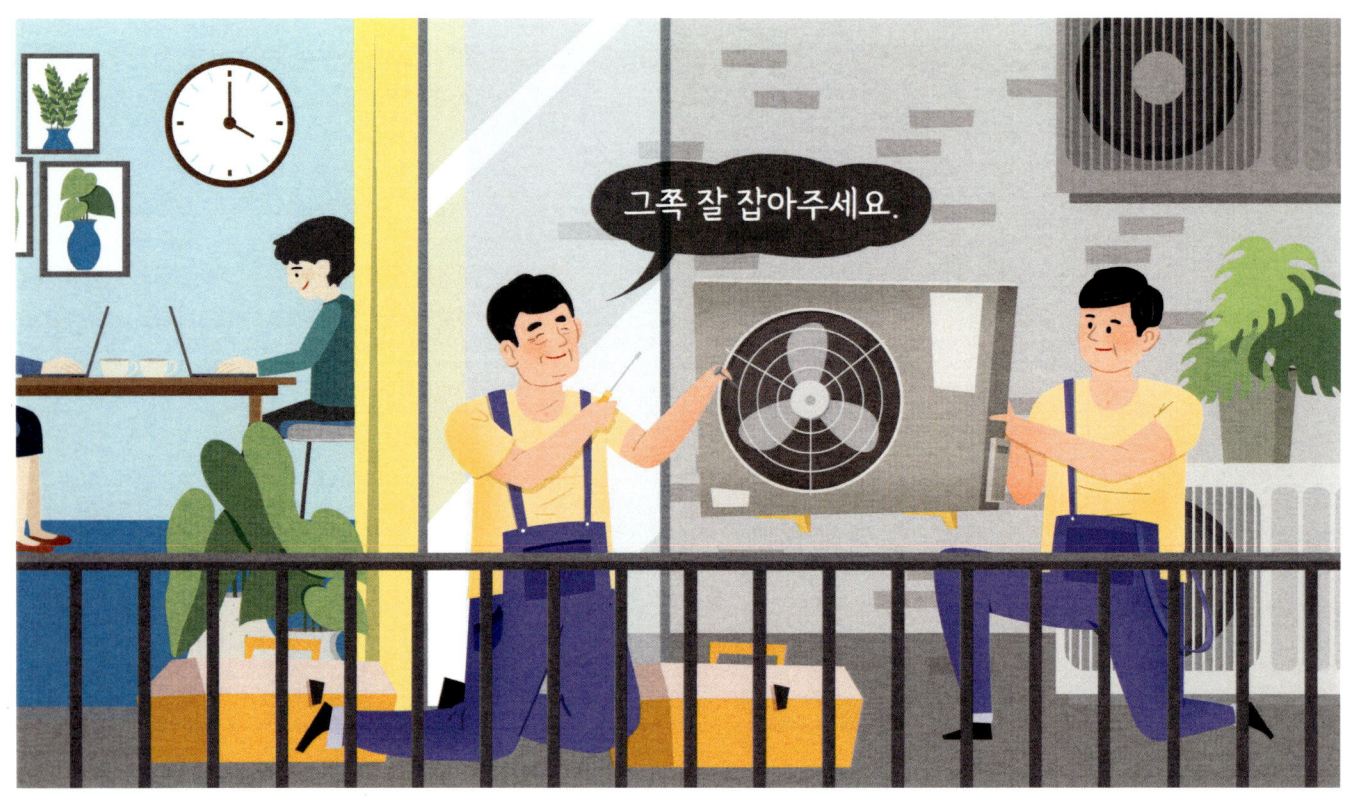

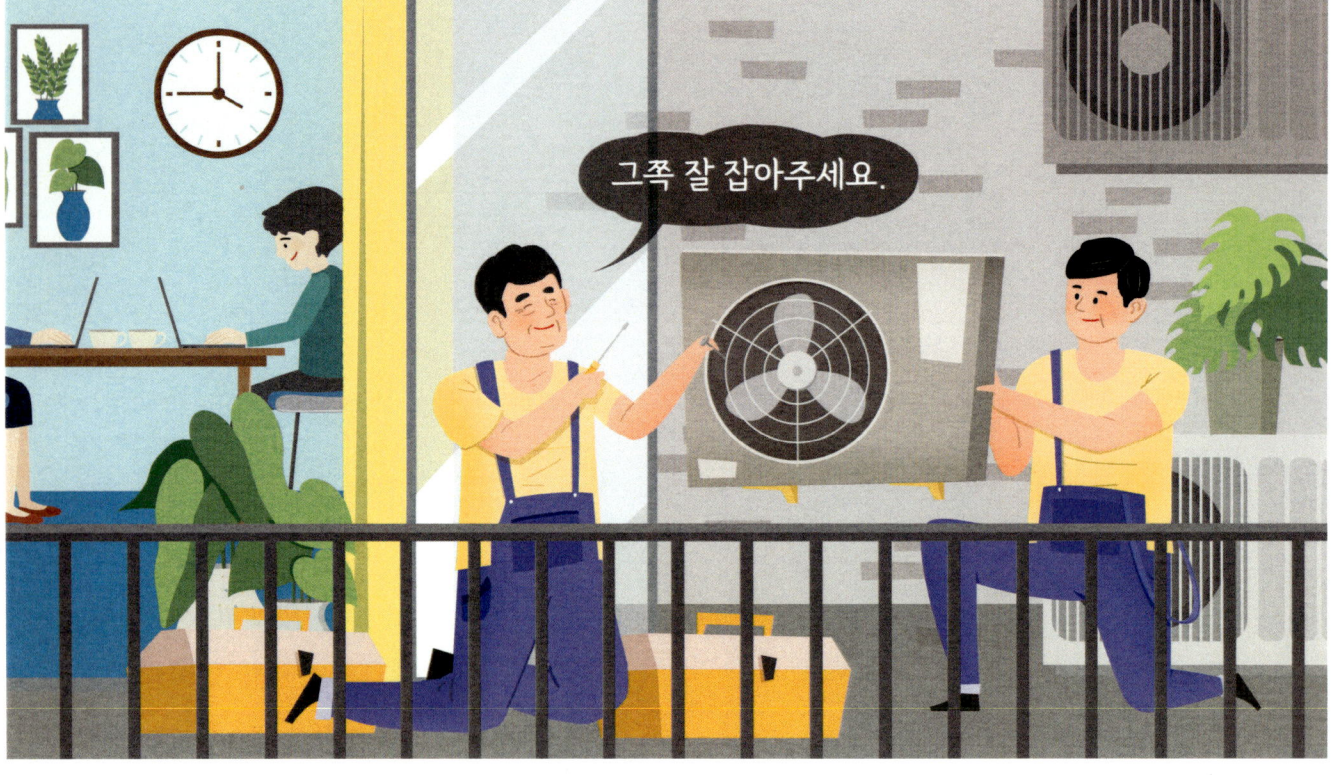

추억의 놀이

두 그림의 다른 부분 5곳을 찾아 동그라미 해보세요.

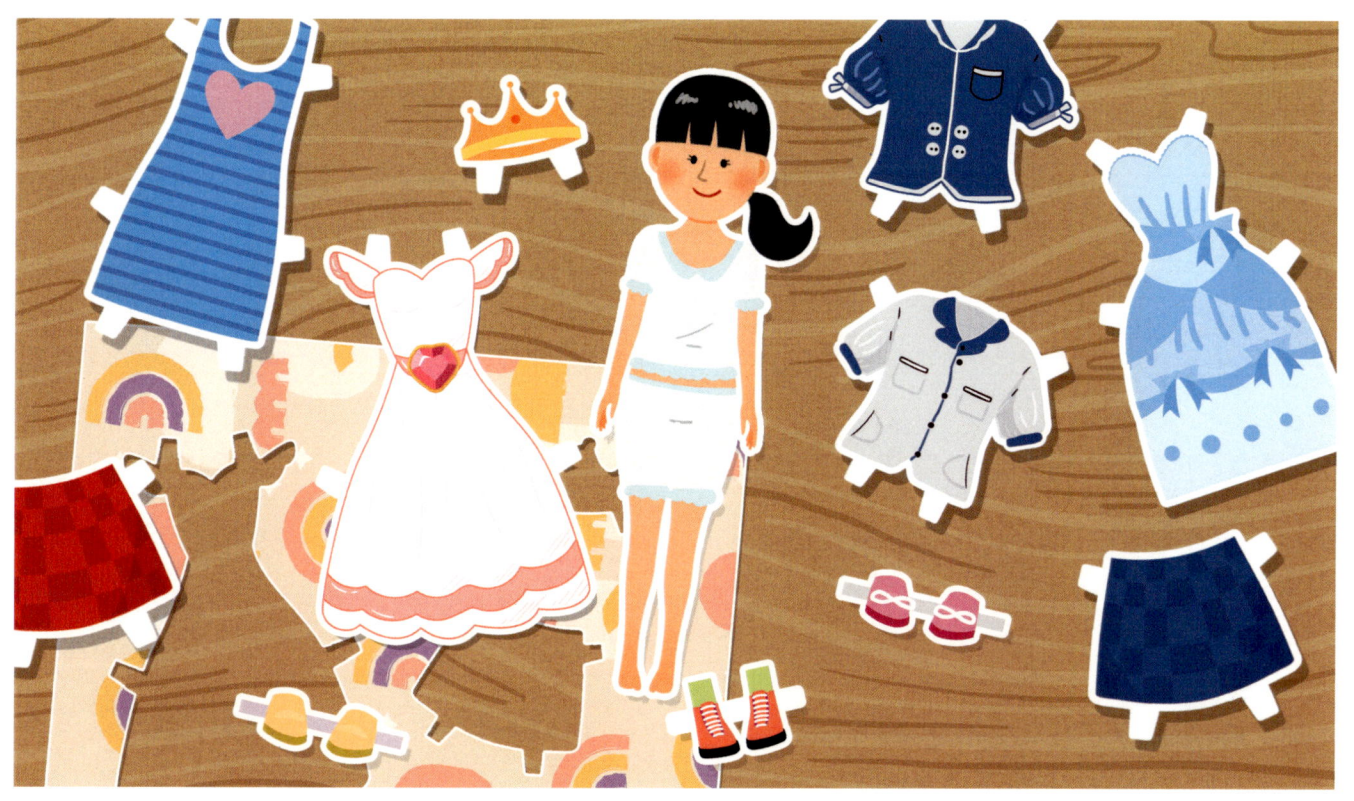

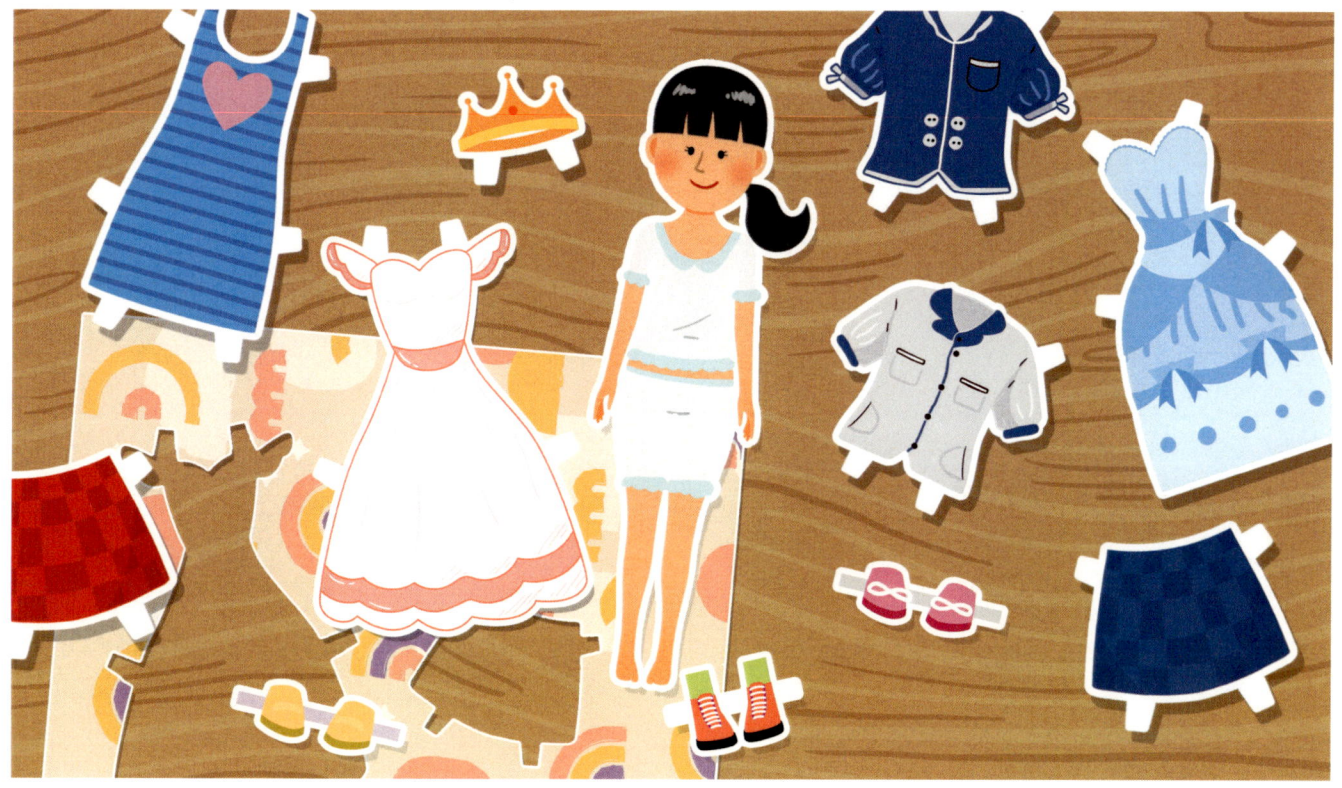

철봉 놀이

두 그림의 다른 부분 5곳을 찾아 동그라미 해보세요.

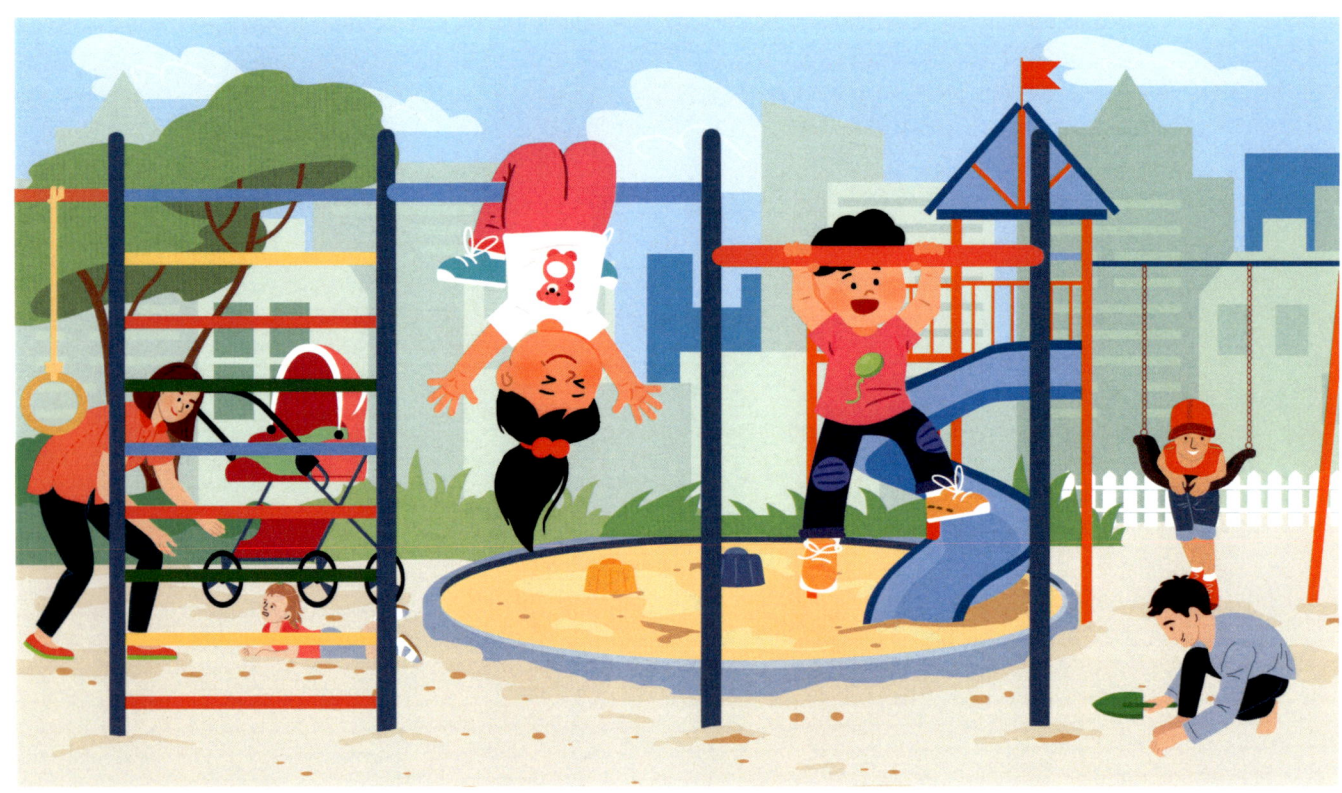

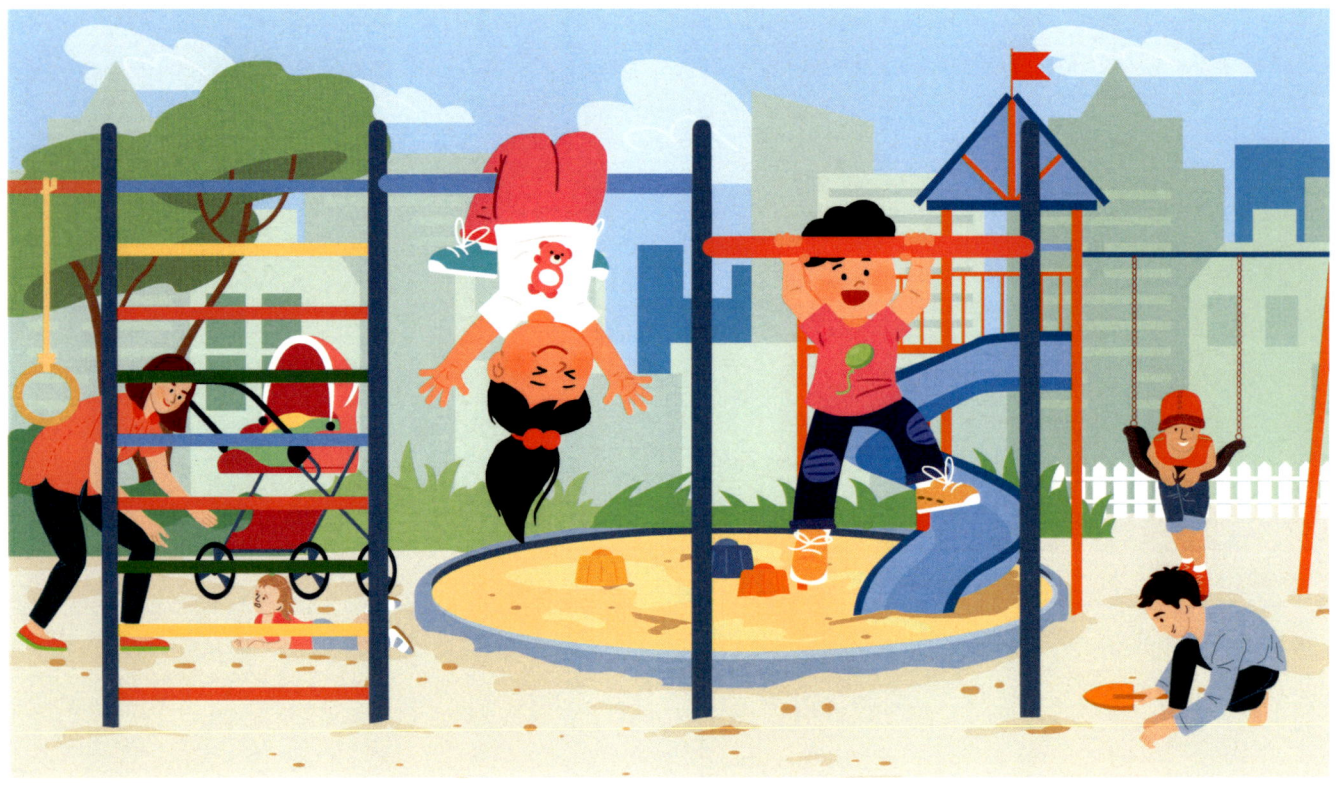

수박

두 그림의 다른 부분 5곳을 찾아 동그라미 해보세요.

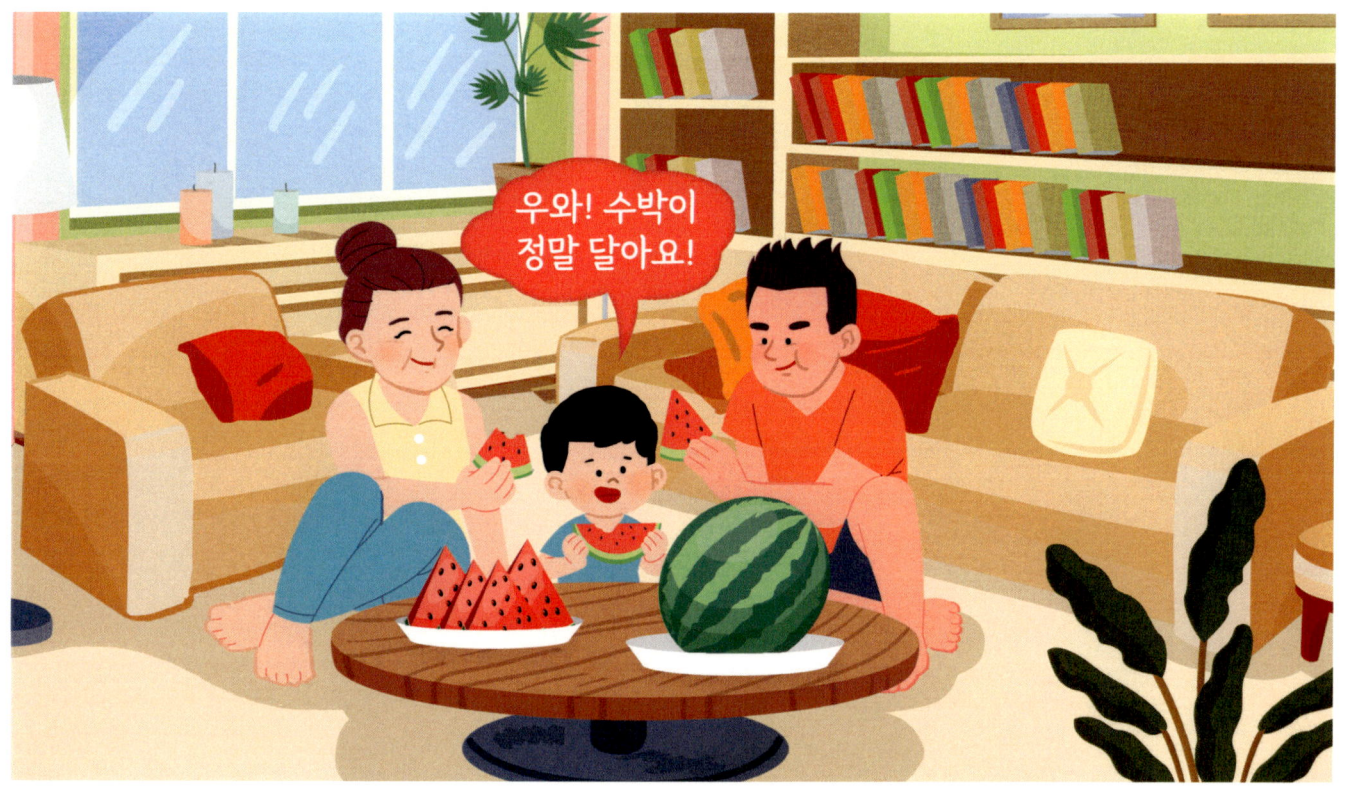

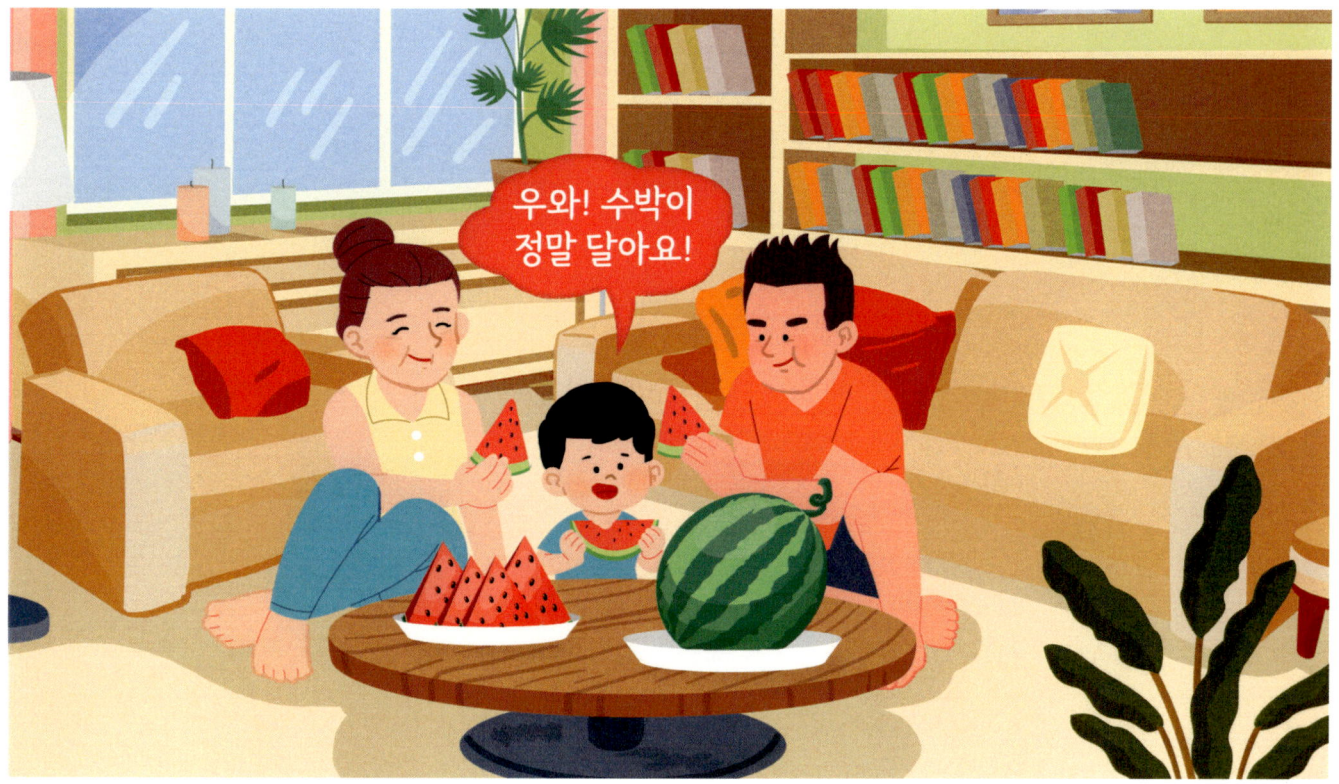

손녀와의 시간

두 그림의 다른 부분 5곳을 찾아 동그라미 해보세요.

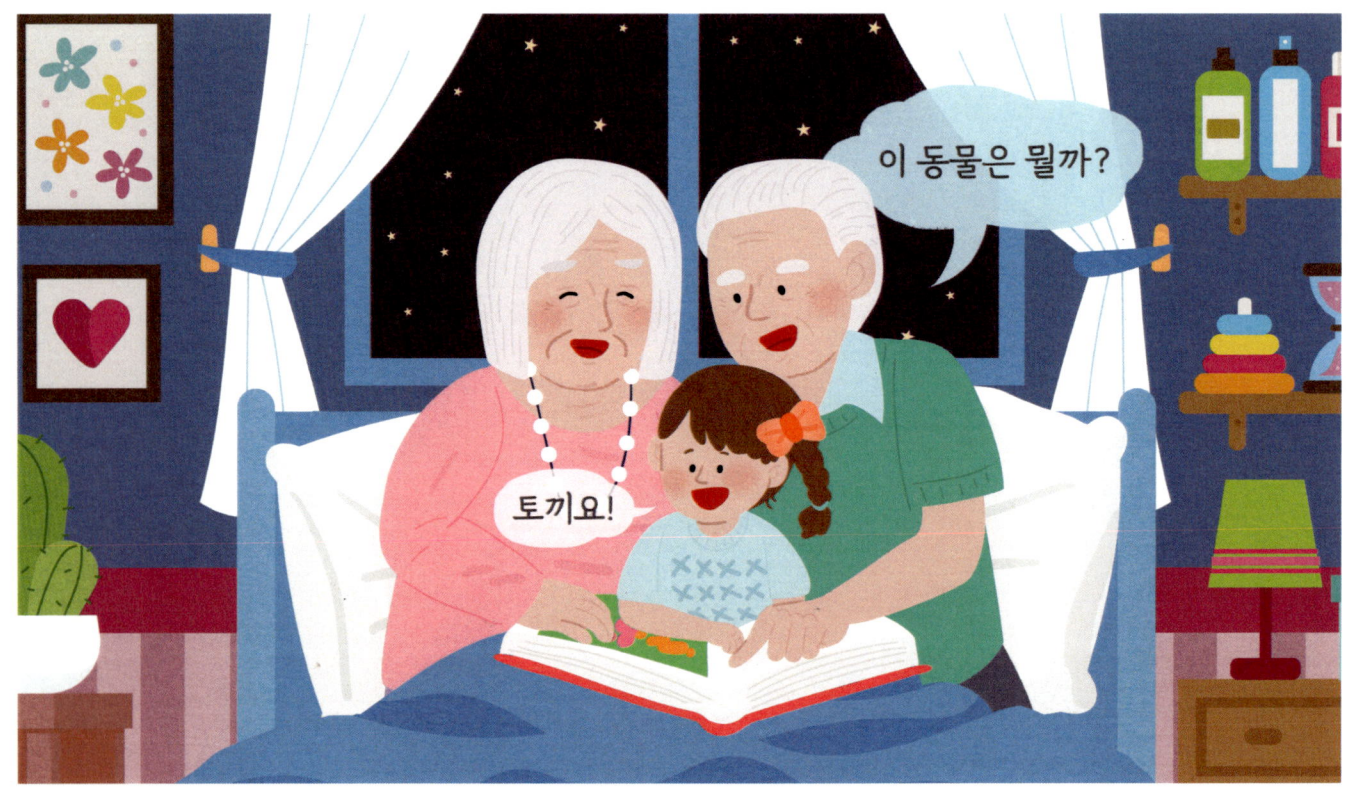

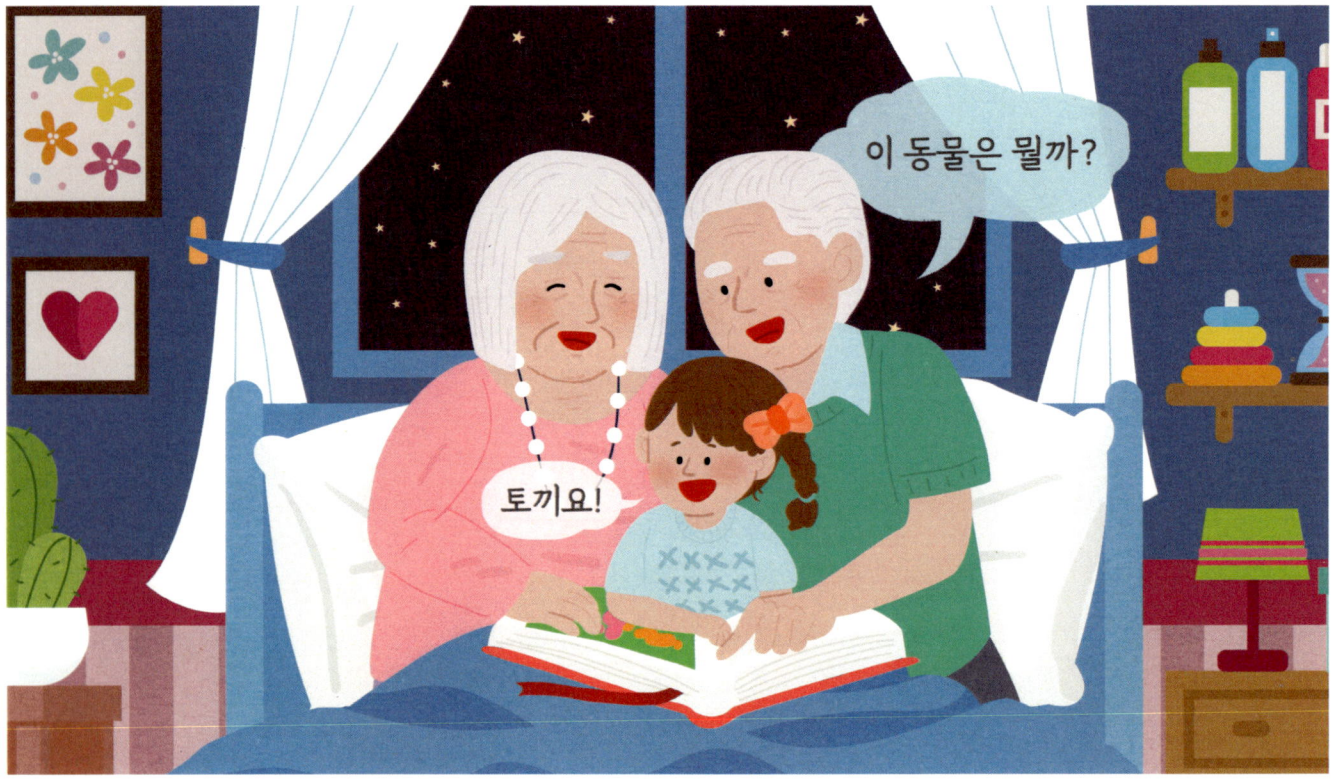

서점 구경

두 그림의 다른 부분 5곳을 찾아 동그라미 해보세요.

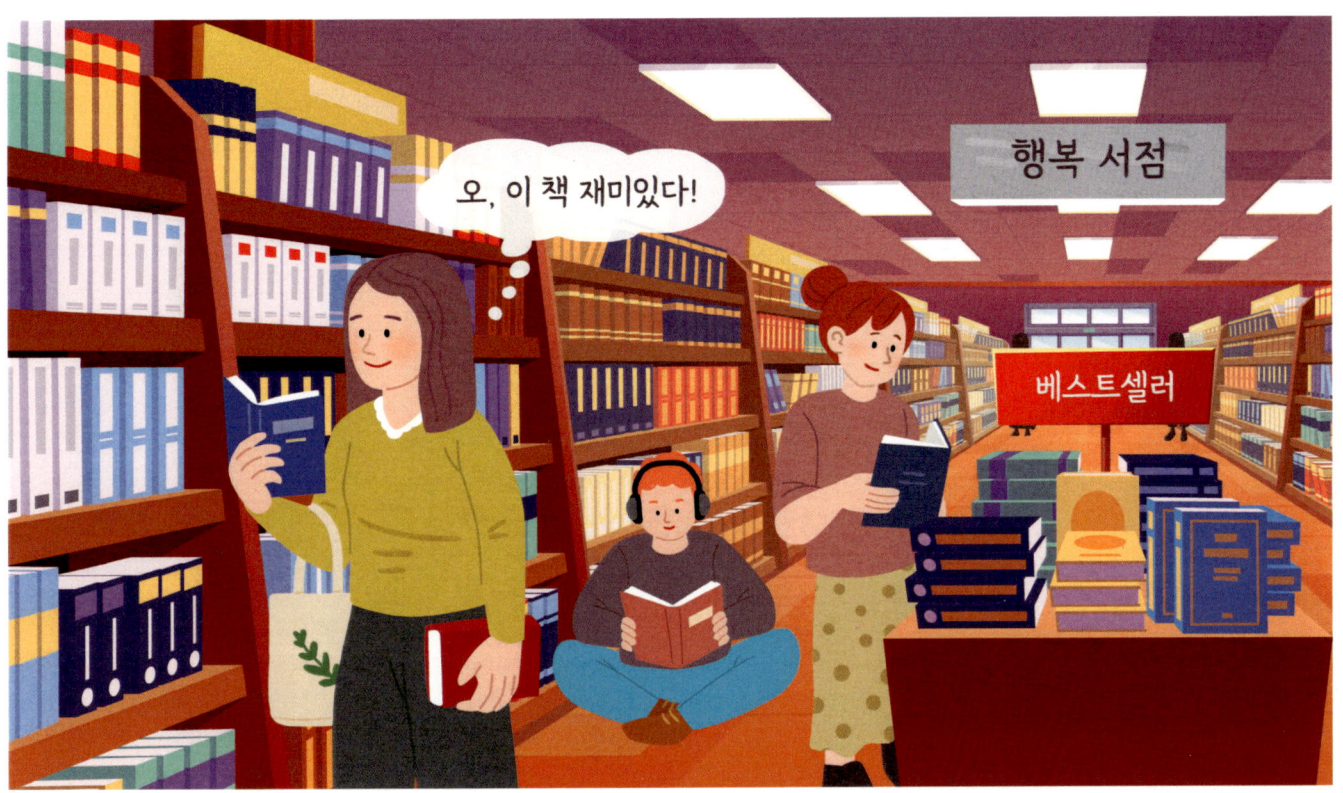

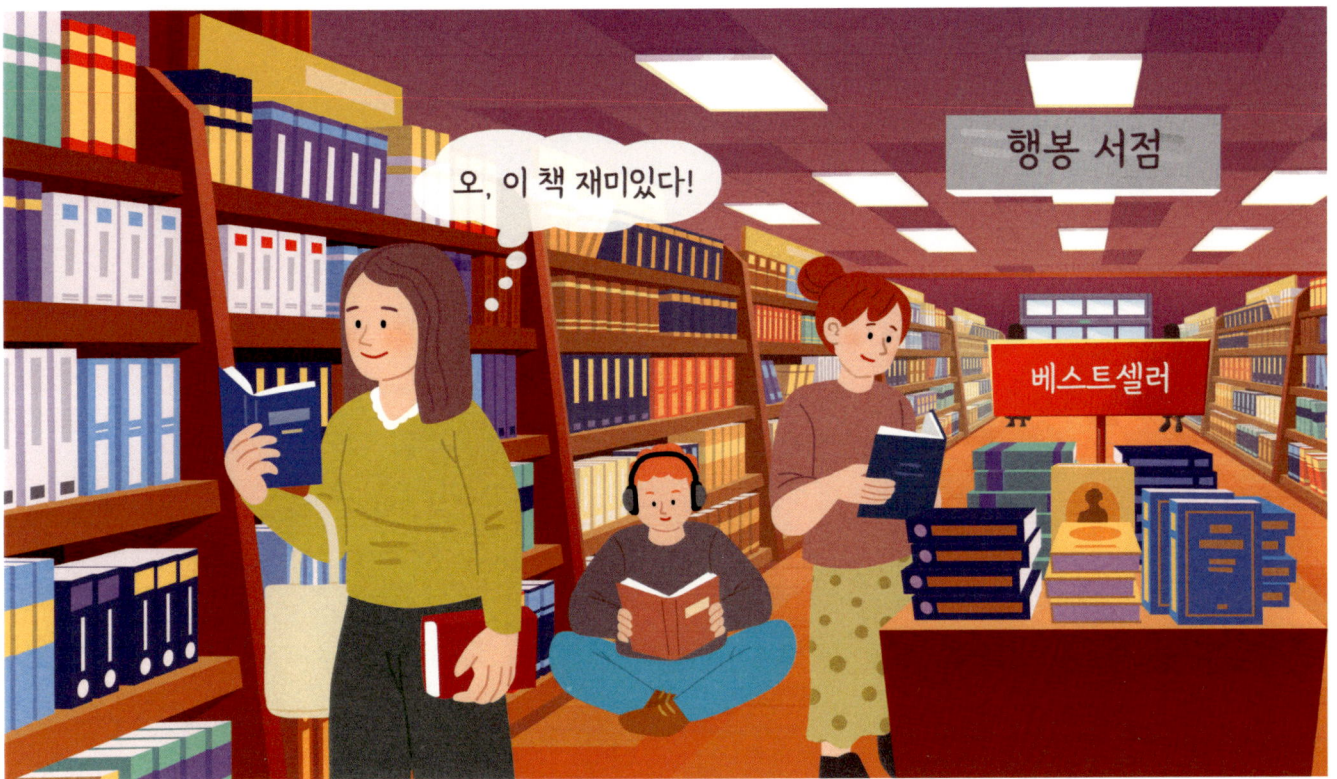

동물원

두 그림의 다른 부분 5곳을 찾아 동그라미 해보세요.

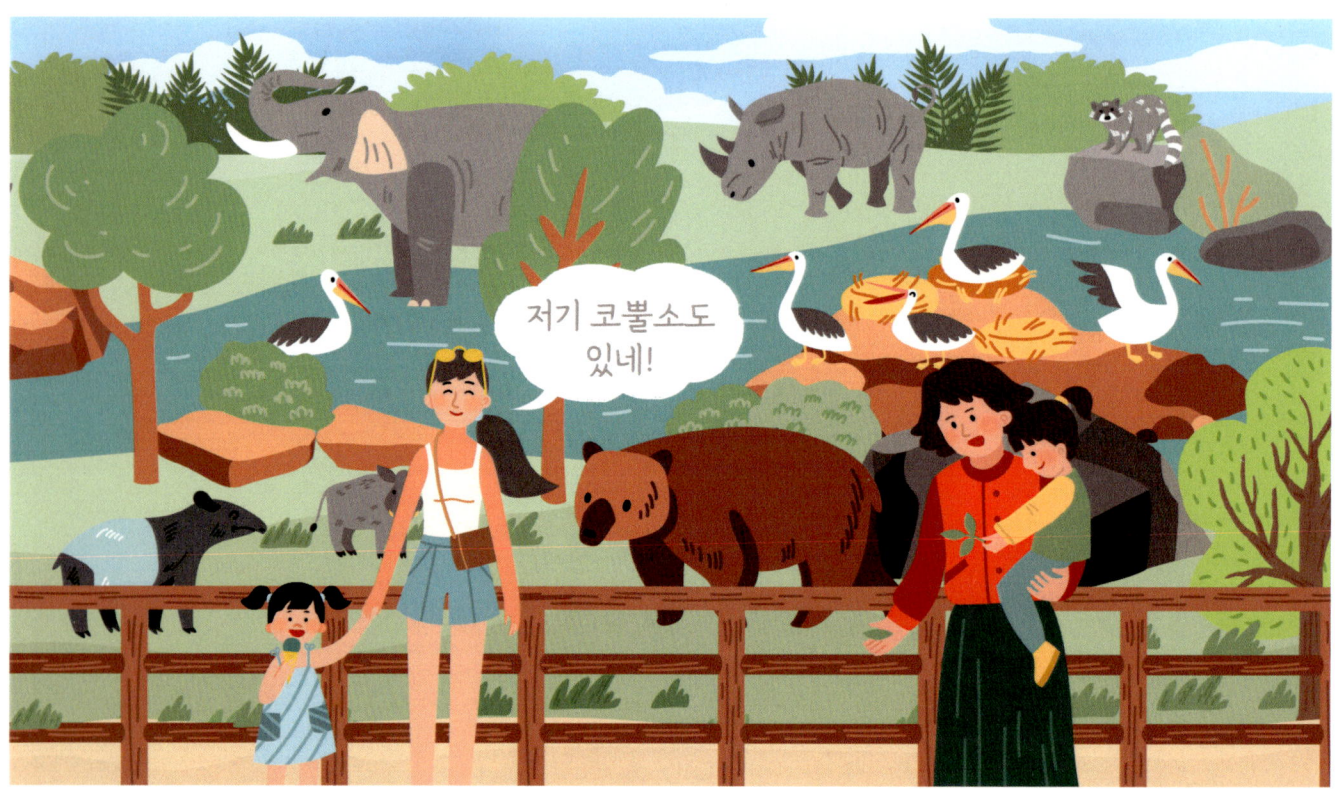

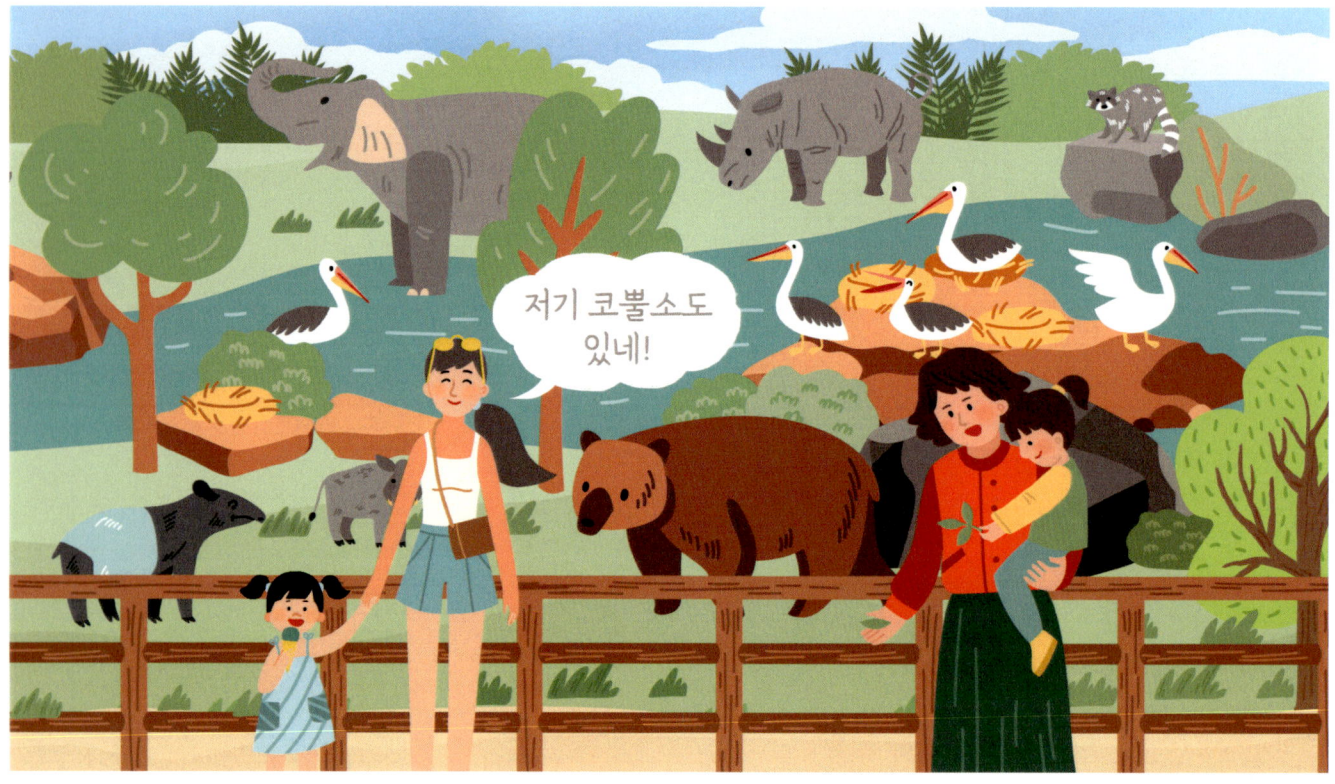

대청소

두 그림의 다른 부분 5곳을 찾아 동그라미 해보세요.

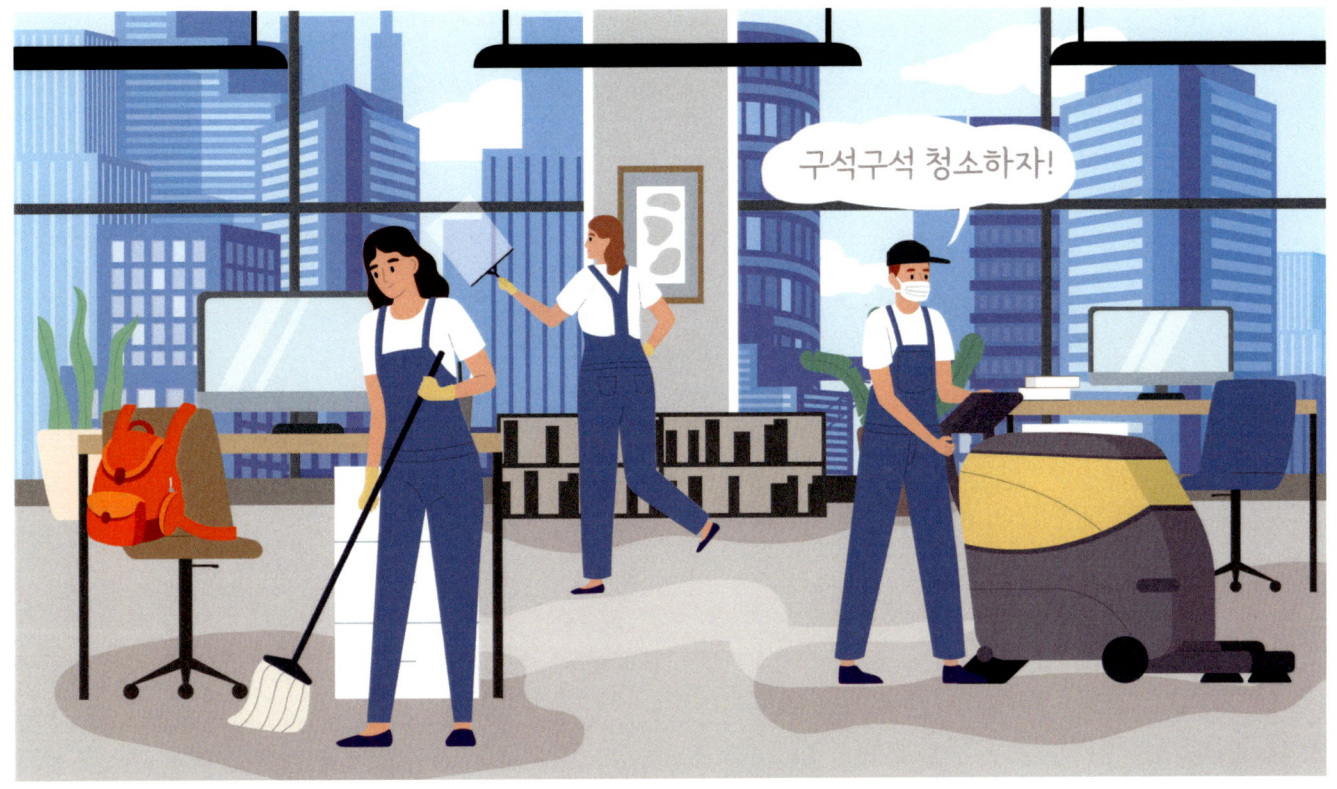

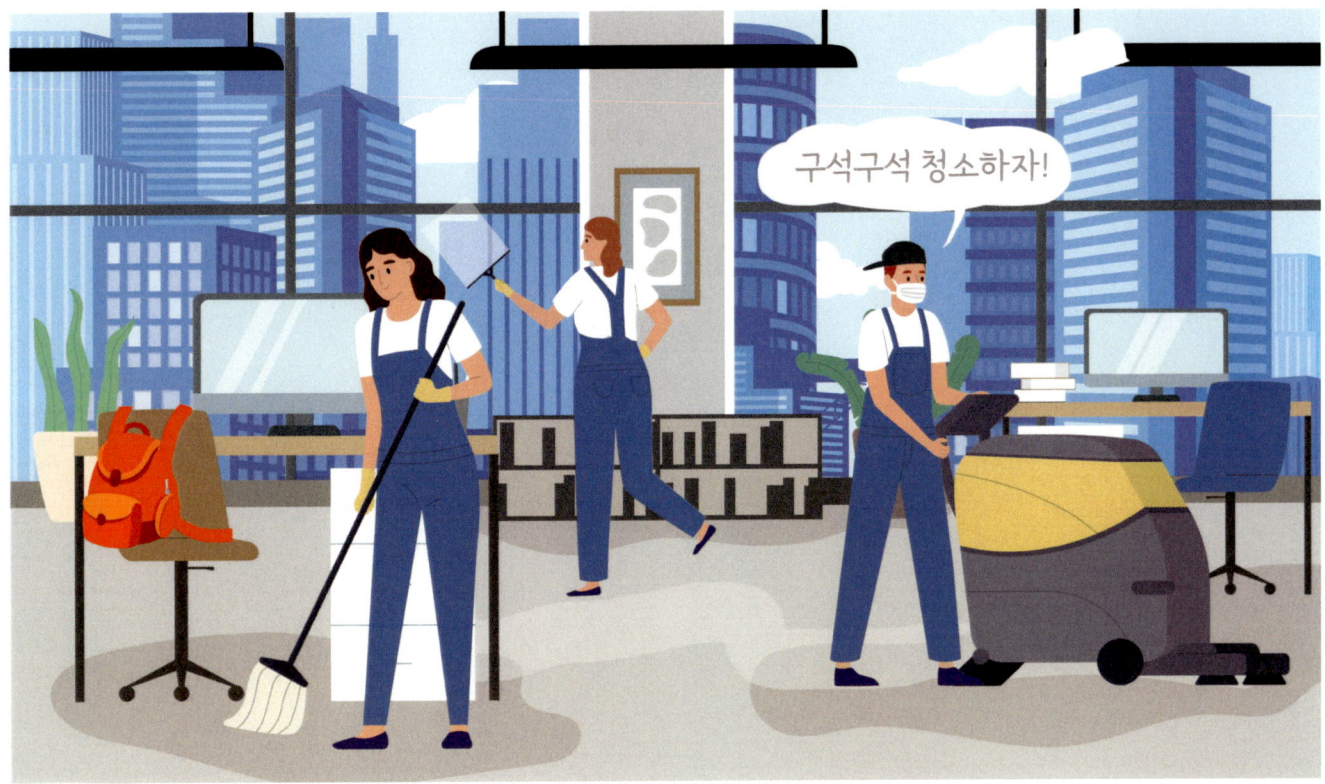

자전거 타는 부부

두 그림의 다른 부분 5곳을 찾아 동그라미 해보세요.

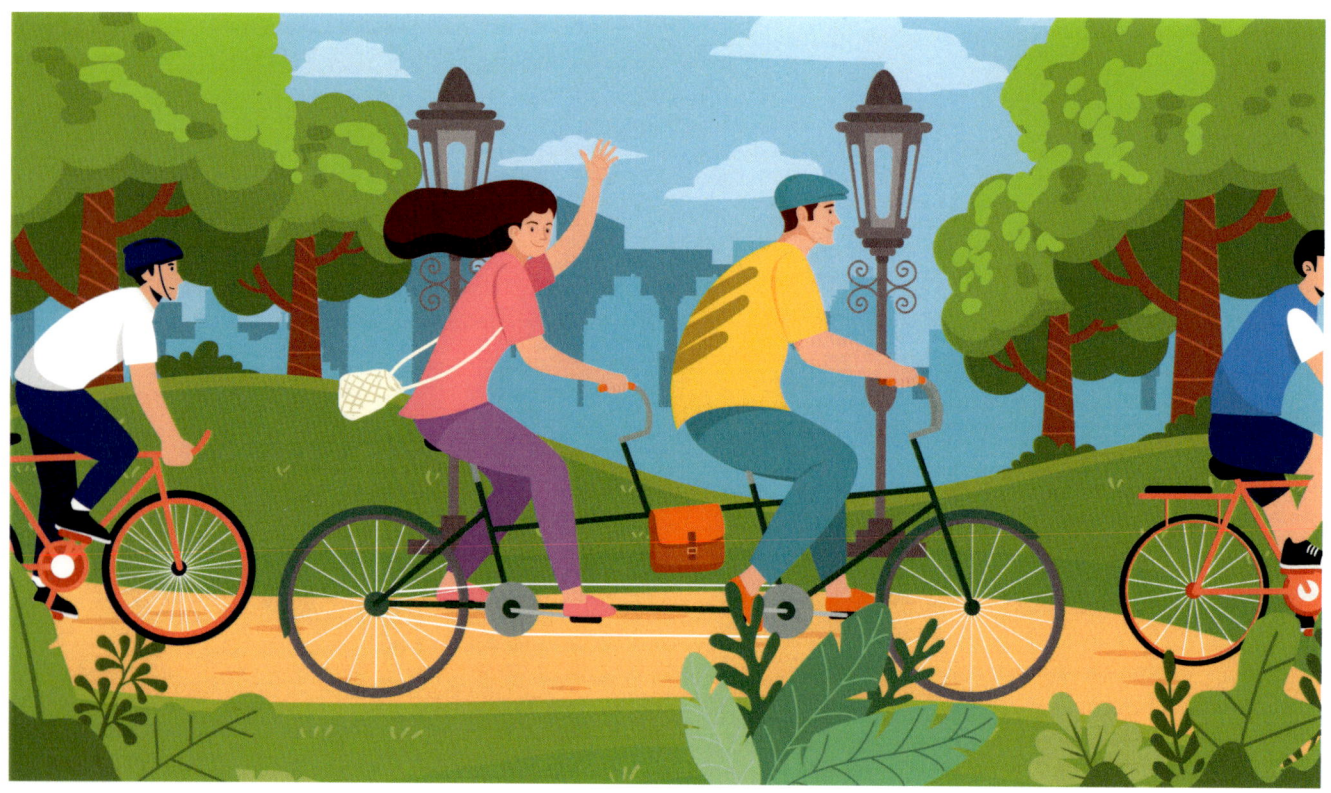

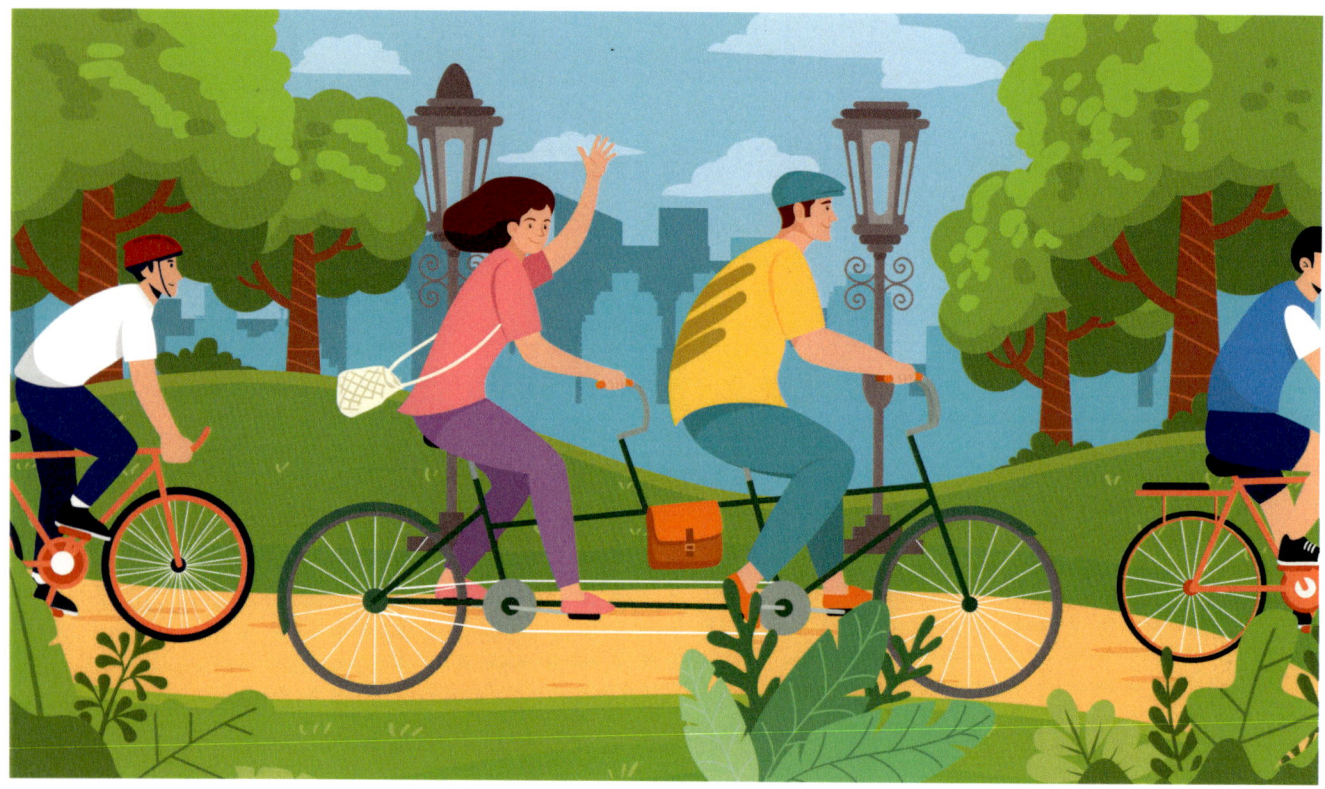

낚시

두 그림의 다른 부분 5곳을 찾아 동그라미 해보세요.

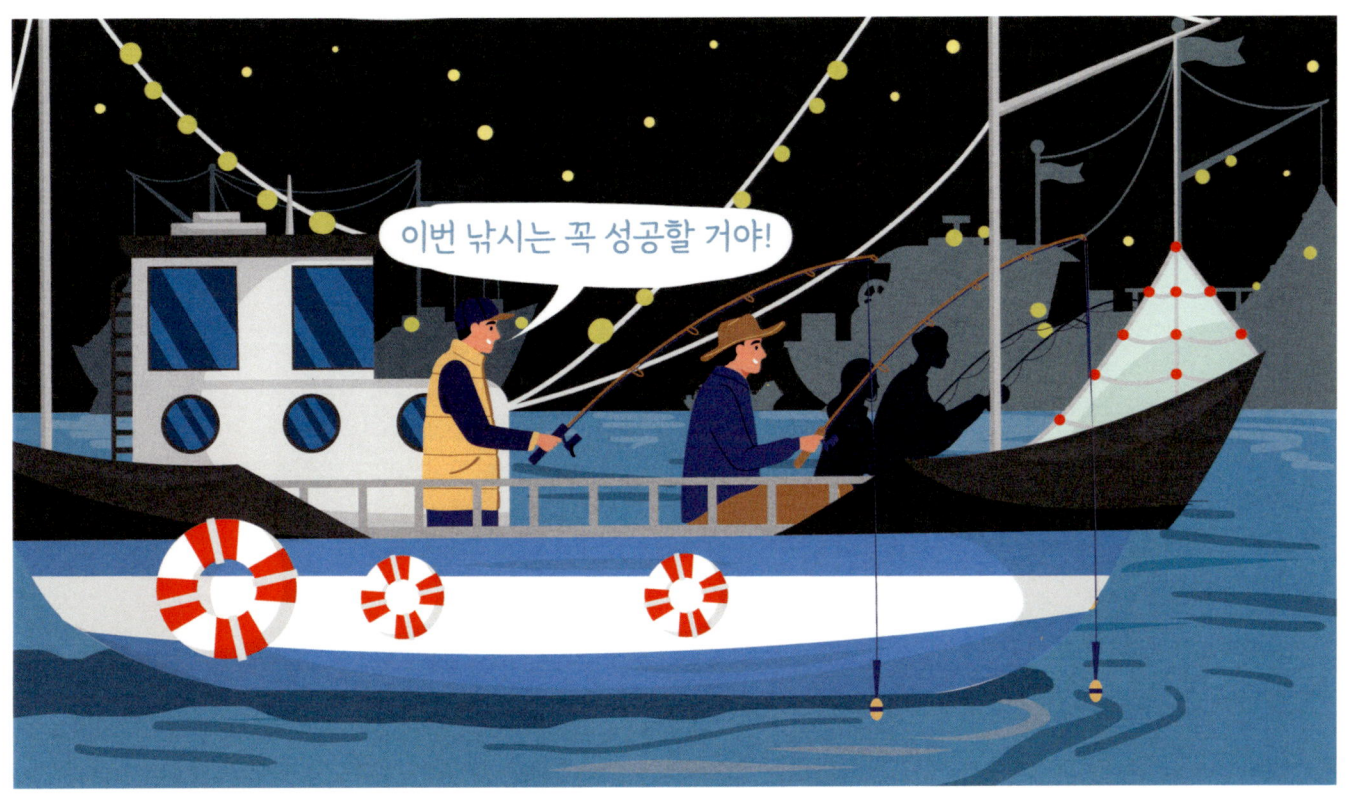

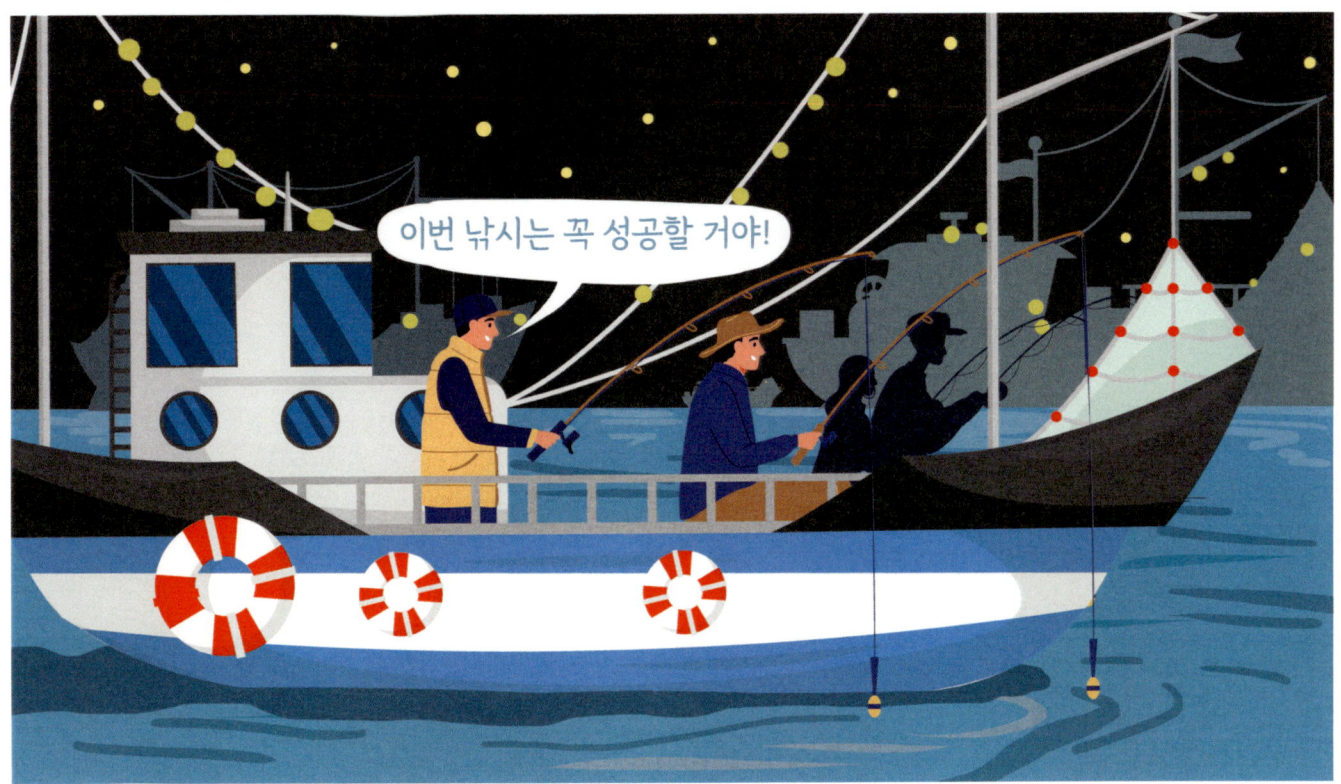

스케치북

두 그림의 다른 부분 5곳을 찾아 동그라미 해보세요.

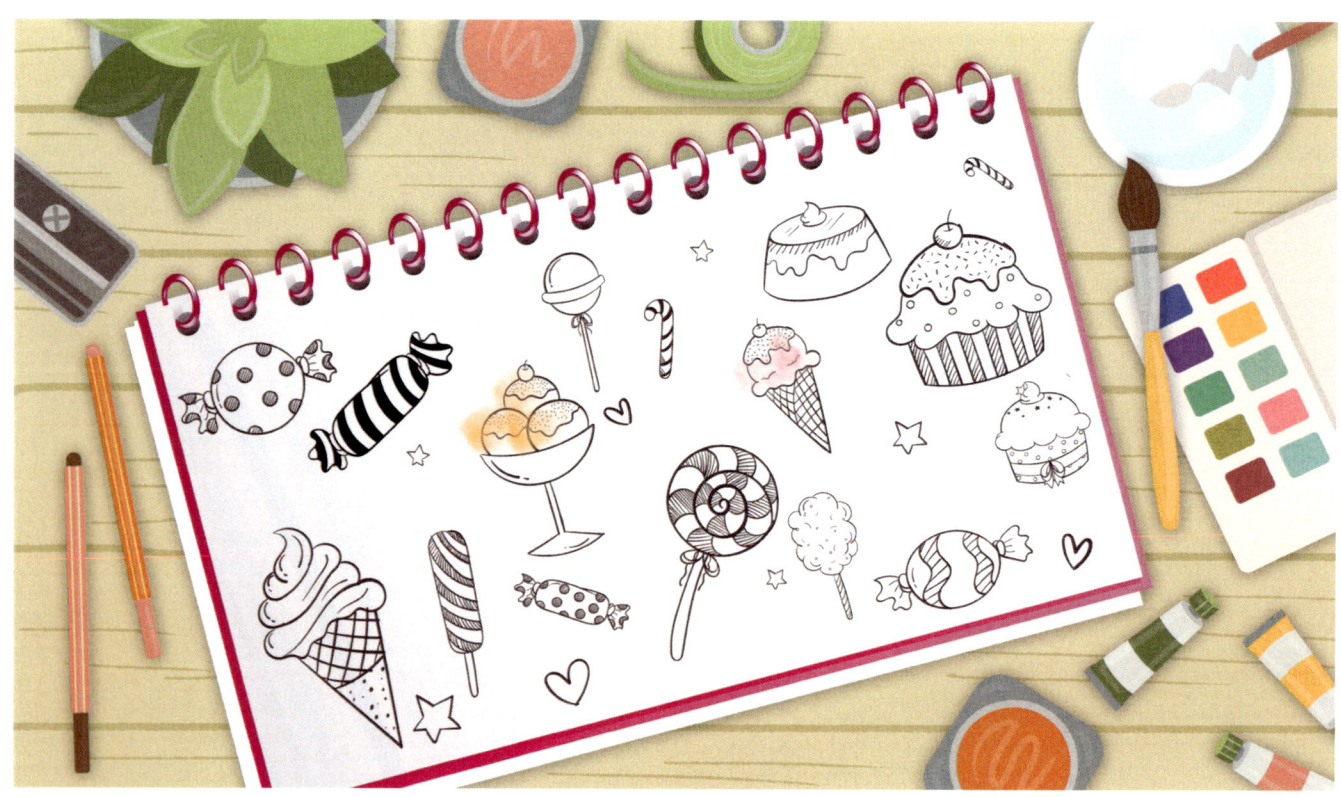

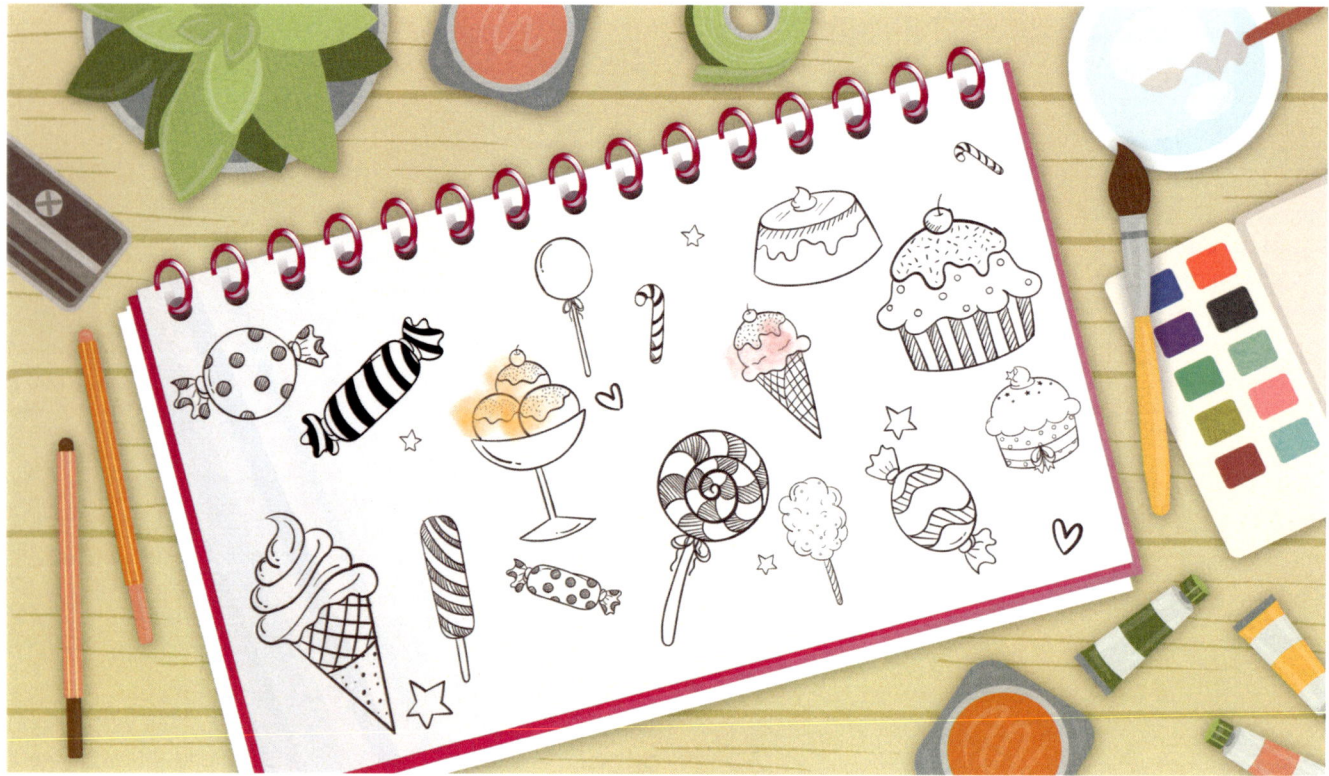

가을 여행

두 그림의 다른 부분 5곳을 찾아 동그라미 해보세요.

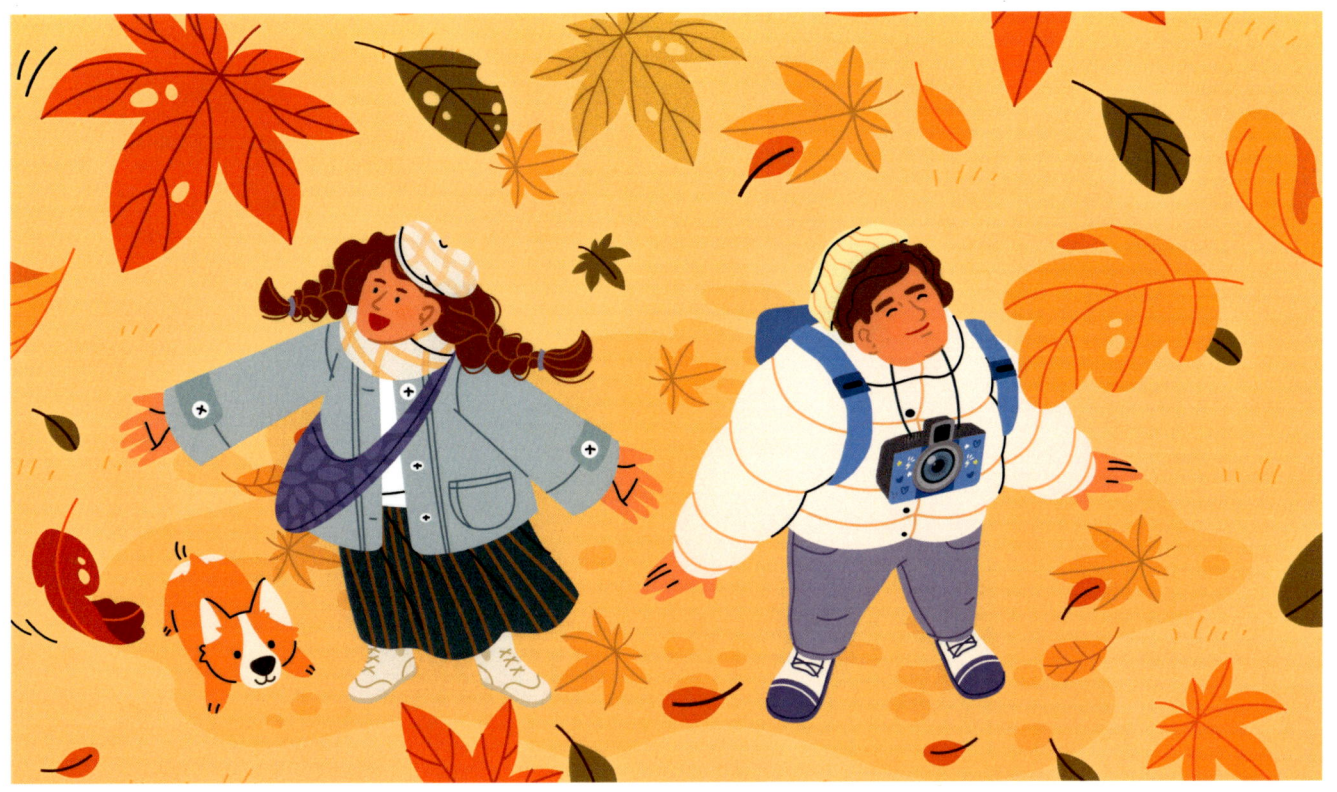

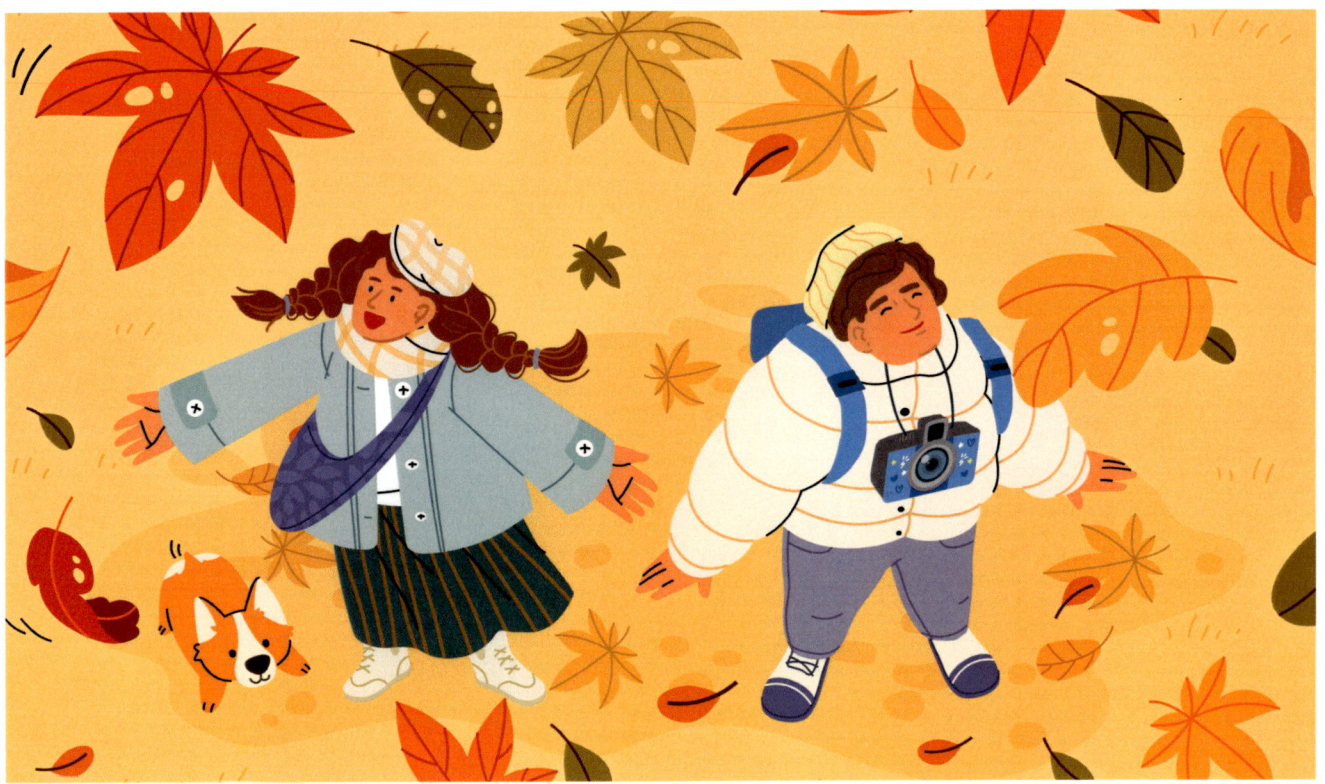

굴렁쇠

두 그림의 다른 부분 5곳을 찾아 동그라미 해보세요.

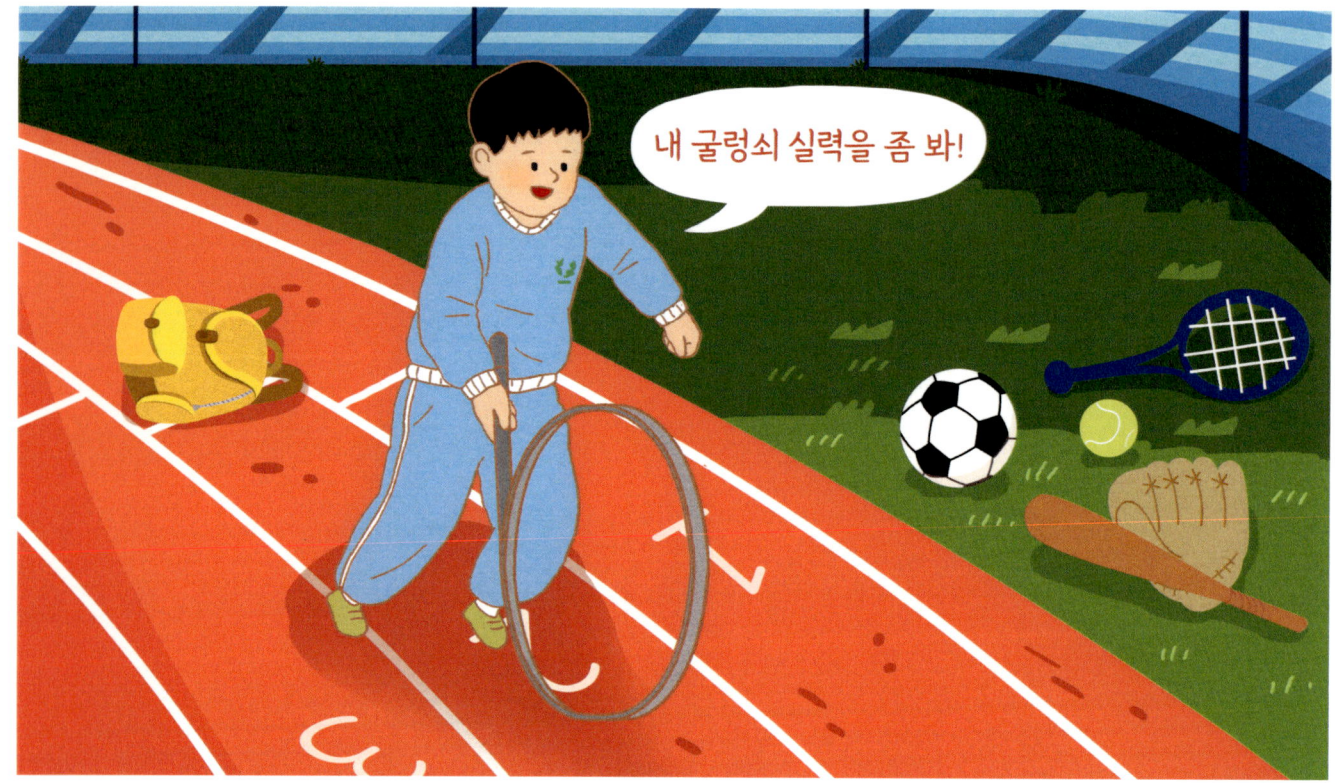

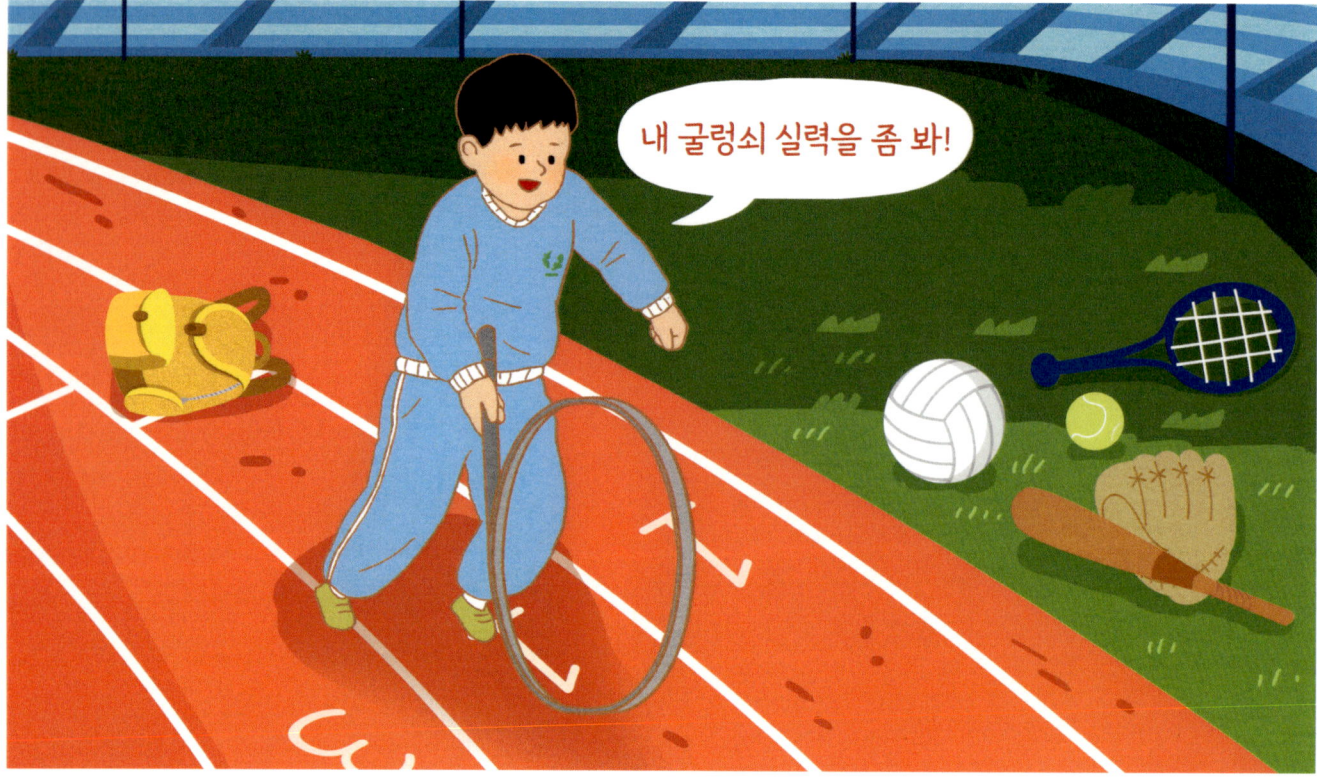

신발장 1

그림을 잘 기억하고, 다음 장으로 넘어가세요.

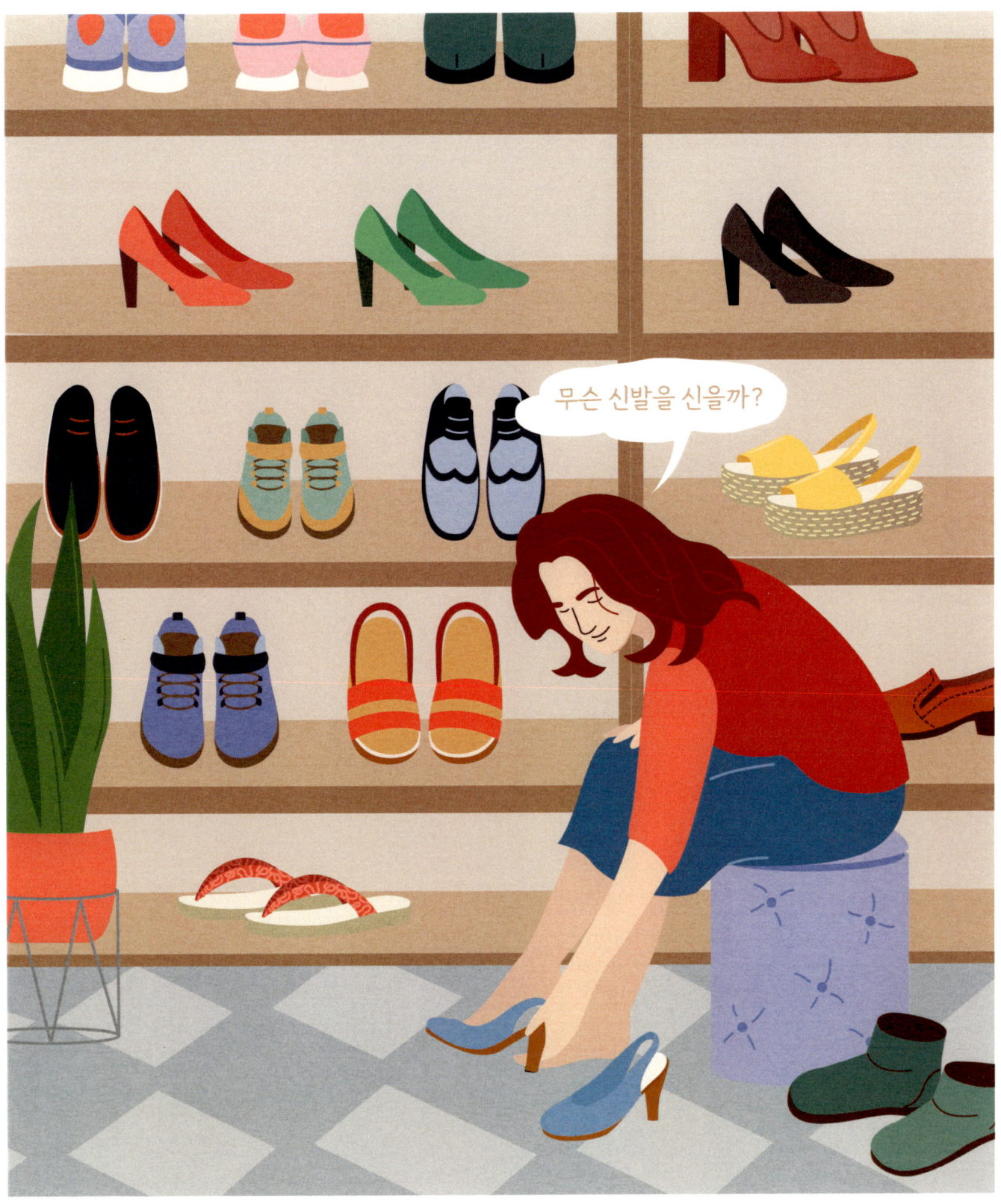

신발장 2

앞 장을 잘 기억해 보고, 바뀐 모습 3곳을 찾아 동그라미 해보세요.

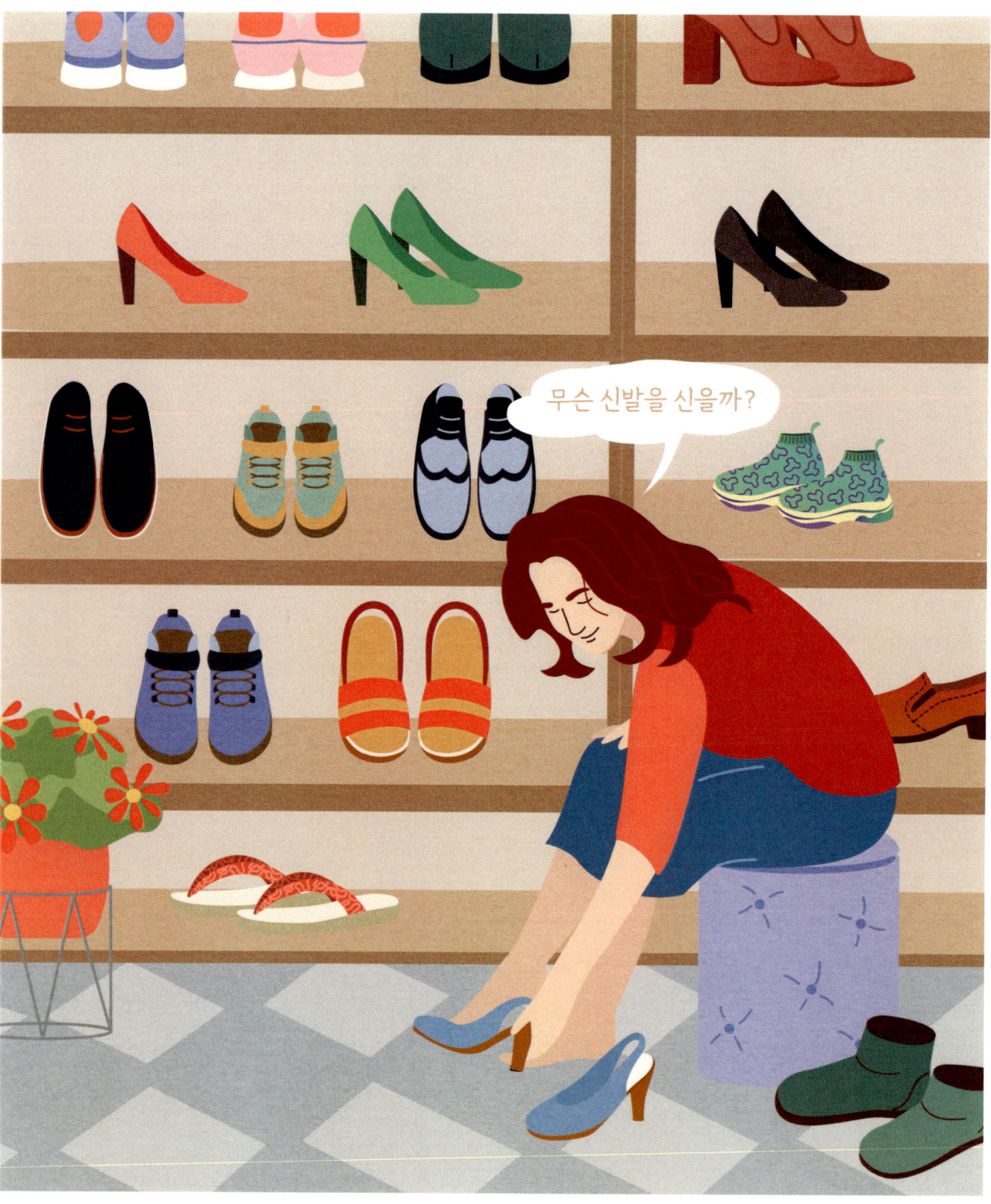

건강 검진

두 그림의 다른 부분 5곳을 찾아 동그라미 해보세요.

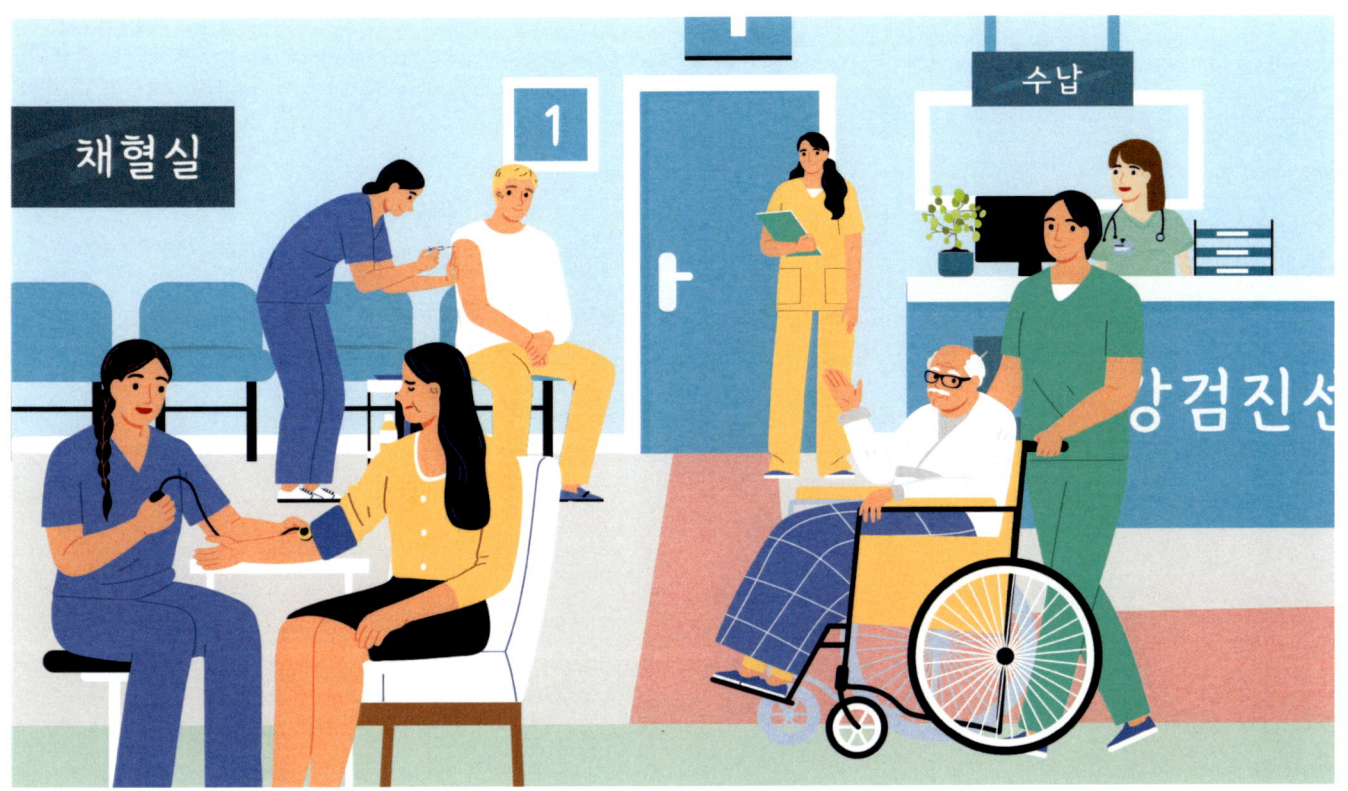

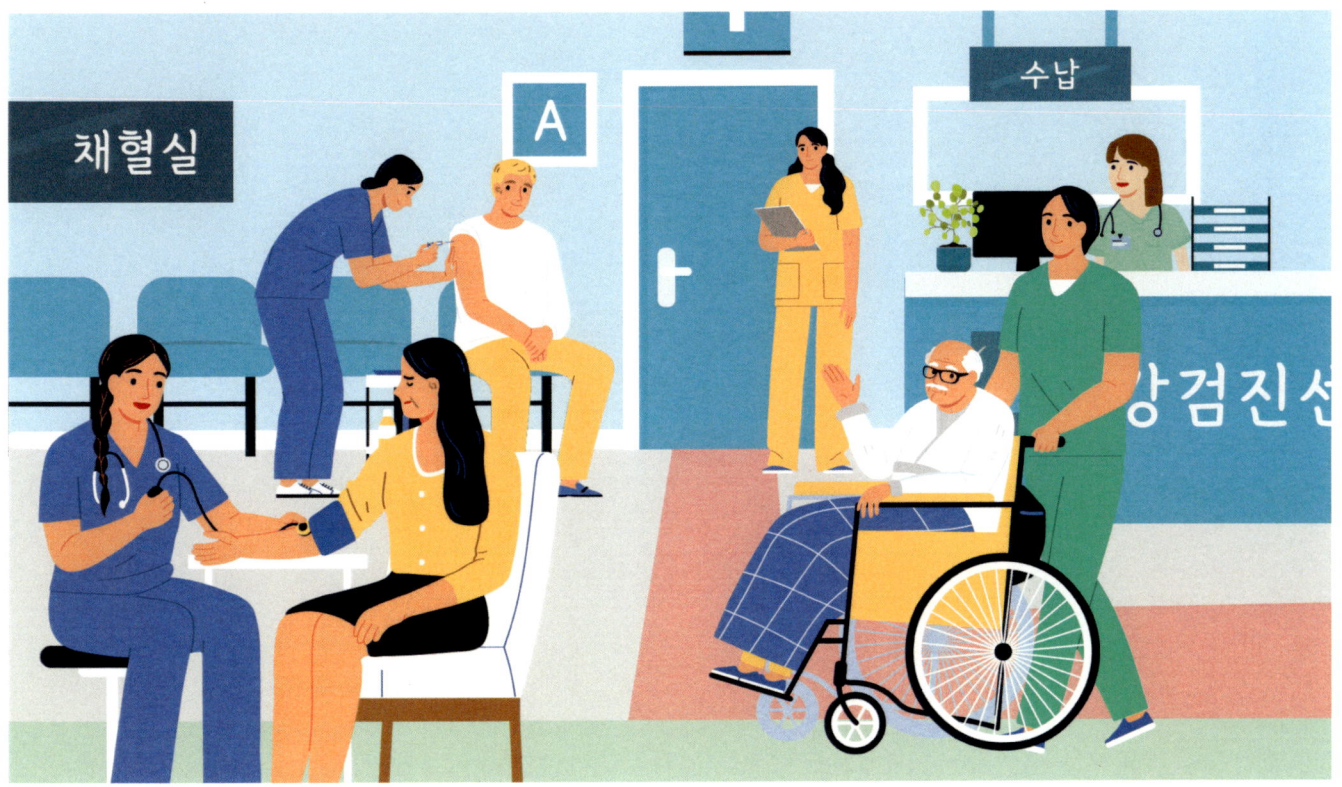

정답

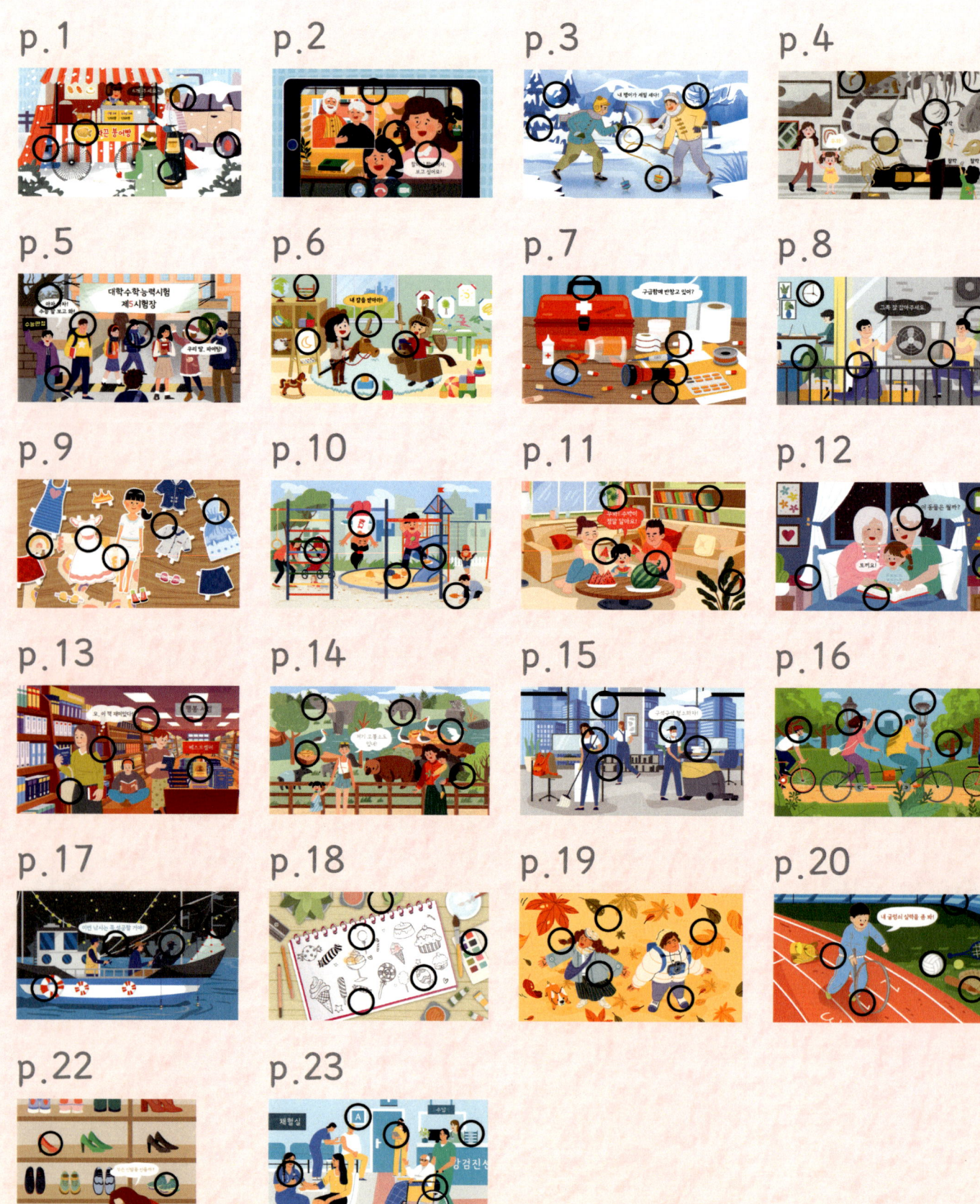